대장항문 국립암센터 대장암센터 출신 대장항문외과
5명의 개원의들에게 묻는다

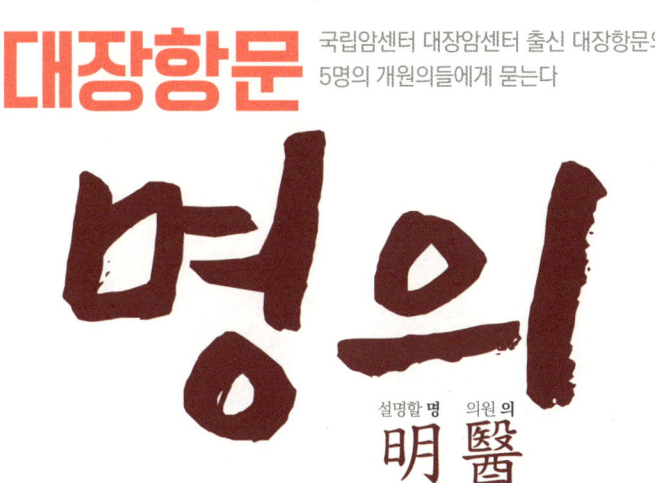

명의

<small>설명할 명 의원 의</small>
明 醫
[설명하는 의사]

박수민·이성근·이수영·유홍열·최재희 지음

도서출판
페이지원

목 차

대장항문 명의
- 설명하는 의사 -

- **머리말** _14
- **추천사** _30

I. 치핵

1. 치핵의 진단

Q1. 치질? 치핵? 치열? 치루??? 용어가 많아서 혼동이 돼요. 도대체 치질이 뭔가요? _40
Q2. 치핵이란 게 정확히 어떤건가요? 치핵도 종류가 여러 가지인가요? _42
Q3. 치핵의 흔한 증상은 무엇인가요? 아무 증상도 없는데 내시경에서 치핵이라고 해요. 치핵이 증상이 없을 수도 있나요? _44
Q4. 치핵은 왜 생길까요? 어떤 사람이 잘 생기나요? 가족들이 치핵 수술을 다 받았는데 저도 치핵이 생길까요? _45
Q5. 외치핵과 내치핵이 어떻게 다른 건가요? _47
Q6. 치질 진단 시 필요한 검사는 어떤 게 있나요? _49
Q7. 치질 수술을 하기 전에 꼭 대장내시경을 해야 하나요? _50
Q8. 치질 진단을 위해 항문초음파가 필요한가요? _52

2. 치핵의 치료

Q1. 치핵은 꼭 수술해야 하나요? _54
Q2. 치핵을 약으로 치료할 수는 없나요? 약국에서 파는 약이 도움이 얼마나 되나요? _55
Q3. 치핵은 수술해도 재발한다고 하던데 그래도 수술해야 하나요? _57
Q4. 치핵 수술방법은 어떤 것이 있나요? _58
Q5. 수술하는 날 어떤 과정을 거치게 되나요? 치핵 수술시간은 얼마나 걸릴까요? _61
Q6. 치질 수술을 할 때 마취는 어떻게 하나요? 수술할 때 통증이 심한가요? _62
Q7. 치핵 수술을 해야 한다고 하는데 임신 계획이 있는 경우 수술은 언제 하는 것이 좋은가요? _64

contents

국립암센터 대장암센터 출신
대장항문외과 5명의 개원의들에게 묻는다.

Q8. 임신 중에 치핵이 심해졌는데 치료는 어떻게 하나요? _66_
Q9. 고령인데도 치핵 수술을 해야 하나요? _67_
Q10. 소아치질도 수술이 필요한가요? _69_
Q11. 보험 때문에 진료비 세부 내역서를 발급해 달라고 했더니 치질수술은 포괄수가제라 세부 내역서가 없다고 해요. 포괄수가제가 뭔가요? _70_

3. 치핵의 수술 전후 관리

Q1. 치질 수술 후 어떤 음식을 피해야 하고 어떤 음식이 좋을까요? _72_
Q2. 치질 수술 후 진물은 언제까지 나고 음주나 운동 등 일상생활은 언제부터 가능한가요? _74_
Q3. 수술 후 식이섬유는 꼭 먹어야 하나요? _75_
Q4. 치질에 좋은 운동과 나쁜 운동은 무엇인가요? _77_
Q5. 수술 후 상처관리는 어떻게 하고 좌욕은 언제까지 해 주어야 하나요? _78_
Q6. 수술 후 훈증기, 좌훈기, 비데 등을 써도 되나요? _80_
Q7. 수술 후 대변이 안 나와요. 관장을 해도 되나요? _81_
Q8. 수술 후 집 밖에서 대변을 보면 뒤처리는 어떻게 해야 하나요? _82_
Q9. 치질수술 후 어떤 자세가 좋나요? 일할 때 자세는 어떻게 해야 하나요? _84_
Q10. 치핵을 예방하려면 어떻게 하는 게 좋을까요? _85_

4. 치핵의 수술 후 합병증

Q1. 치핵 수술을 하고 변이 샌다는 이야기도 있던데 어떤 합병증이 생길 수 있나요? _87_
Q2. 치핵 수술 후 통증이 심한가요? 얼마나 오랫동안 아픈가요? _89_
Q3. 치핵 수술 후 너무 아픈데 어떻게 하면 통증이 좋아질까요? _91_
Q4. 수술하고 피가 났어요. 어떻게 하면 될까요? _92_
Q5. 수술을 했는데도 뭔가 튀어나왔어요. 왜 생긴 거고 어떻게 하면 되나요? _94_
Q6. 치핵이 나중에 대장암으로 발전할 수도 있나요? _96_

목 차

대장항문 명의
- 설명하는 의사 -

II. 치루, 항문주위농양

1. 항문주위농양

Q1. 항문주위농양은 어떤 병인가요? _98_
Q2. 항문주위농양은 왜 생기나요? _100_
Q3. 항문주위농양의 증상은 어떤가요? 진단은 어렵나요? _101_
Q4. 항문주위농양 수술은 어떻게 하나요? _103_
Q5. 엉덩이에 작은 뾰루지 같은 것이 생겼는데 그냥 짜버리면 안 되나요? _104_
Q6. 농양 수술 후 관리는 어떻게 하나요? 소독은 어떻게 하는 것이 좋나요? 좌욕을 해야 하나요? _105_
Q7. 항문주위농양 재발을 예방하기 위해서는 어떻게 해야 하나요? _106_

2. 치루

Q1. 치루가 뭔가요? 치루와 항문주위농양은 어떤 관계인가요? _108_
Q2. 치루는 왜 생기나요? 어떤 사람이 잘 생기나요? _109_
Q3. 치루가 생기면 어떤 증상이 나타나나요? _111_
Q4. 치루 수술 전에는 어떤 검사들이 필요한가요? _112_
Q5. 치루 수술 전 정밀 검사에는 어떤 것들이 있나요? 치루 수술 전 항문초음파검사는 꼭 해야 하나요? _114_
Q6. 복잡치루라는 것은 어떤 것인가요? _115_
Q7. 치루는 반드시 수술해야 하나요? 치루 수술은 어떤 방법으로 하나요? _117_
Q8. 시톤법 수술이 뭔가요? 두 번에 나눠서 수술하는 이유는 무엇인가요? _119_
Q9. 치루 수술 후 합병증은 없나요? 치루 수술 후 변실금의 합병증이 생길 수 있다고 하던데 사실인가요? _120_
Q10. 치루 수술 후 상처가 잘 낫지 않을 때는 어떻게 해야 하나요? _122_
Q11. 치루는 암으로 발전할 수 있나요? 암으로 발전하는 데 얼마나 걸리나요? _123_
Q12. 치루 수술 후 좌욕을 해도 되나요? _124_

contents

**국립암센터 대장암센터 출신
대장항문외과 5명의 개원의들에게 묻는다.**

Q13. 치루 환자에게 좋은 음식과 주의해야 할 음식은 무엇인가요? _125_
Q14. 치루 수술 후 케겔 운동을 하라고 하던데 어떻게 하면 되나요? _127_
Q15. 치루 완치 후 추적검사는 언제 하나요? _128_

3. 항문초음파

Q1. 항문초음파 검사가 꼭 필요한가요? _129_
Q2. 항문초음파는 어떤 경우에 필요한 검사인가요? _130_
Q3. 항문초음파 검사는 힘든가요? 시간은 얼마나 소요되나요? _131_

III. 치열 & 그 외 항문질환

1. 치열

Q1. 변을 볼 때 찢어지는 통증이 있고 휴지에 선홍색 피가 묻어나오는데 치열인가요? _134_
Q2. 치열은 어떤 병이고 왜 생기나요? _136_
Q3. 항문이 아픈 이유가 치열 이외에 어떤 경우가 있나요? _137_
Q4. 치열은 어떻게 치료하나요? 반드시 수술해야 하나요? 약물치료 하면 안 되나요? _138_
Q5. 치열은 재발을 잘 하나요? 재발하지 않으려면 어떻게 하면 되나요? _141_
Q6. 치열은 언제 수술하면 되나요? _142_
Q7. 치열 수술 후 관리는 어떻게 하나요? _144_
Q8. 치열을 예방하기 위해서는 어떻게 해야 하나요? 좌욕이 효과가 있나요? _145_

2. 항문소양증

Q1. 항문 주위가 간지러운 이유는 무엇인가요? _146_
Q2. 특발성 항문소양증이란 무엇인가요? _148_

목 차

대장항문 명의
- 설명하는 의사 -

Q3. 특발성 항문소양증이 특히 밤에 심한 이유는 무엇인가요? _149
Q4. 항문이 간지러운 경우 그 원인을 어떻게 진단하나요? _150
Q5. 항문소양증은 어떻게 치료하나요? 수술도 필요한가요? _151
Q6. 항문소양증이 있을 때 어떤 음식을 조심해야 하나요? _152
Q7. 항문소양증은 재발을 잘하나요? 그 이유는 무엇인가요? _154
Q8. 항문소양증 치료를 위한 생활요법은 무엇인가요? 항문소양증 치료에 좌욕이 도움이 되나요? _155
Q9. 항문소양증에서 사용하는 연고 치료제는 무엇인가요? _157

3. 콘딜로마

Q1. 항문 콘딜로마는 무엇이고 왜 생기나요? _158
Q2. 항문 콘딜로마는 어떻게 치료하나요? _160
Q3. 항문 콘딜로마는 어떻게 전염되나요? _161
Q4. 항문 콘딜로마는 재발을 자주 하나요? _163
Q5. 항문 콘딜로마 예방주사가 있나요? _164

4. 그 외 항문질환

Q1. 직장류는 어떤 질환인가요? _165
Q2. 직장류는 어떻게 치료하나요? _167
Q3. 모소동(모소낭)은 어떤 질환인가요? _168
Q4. 모소낭은 어떻게 치료하나요? _169
Q5. 화농성 한선염은 어떤 질병인가요? _171
Q6. 화농성 한선염은 왜 생기나요? _172
Q7. 화농성 한선염은 어떻게 치료하나요? _173
Q8. 항문암은 흔한가요? _174

contents

국립암센터 대장암센터 출신
대장항문외과 5명의 개원의들에게 묻는다.

Ⅳ. 대장내시경

1. 대장내시경 검사

Q1. 대장내시경 검사로 무엇을 확인할 수 있나요? _178
Q2. 대장 관련 증상이 없는데도 대장내시경을 해야 하나요? _180
Q3. 대장 관련 증상이 있다면 대장내시경을 해야 하나요? _181
Q4. 대장암 진단을 위해 대장내시경 대신 분변잠혈(FOB)검사를 하면 안 되나요? 분변잠혈검사는 부정확하다고 하던데 사실인가요? _182
Q5. 대장내시경은 몇 살부터 하는 것이 좋은가요? 대장암 가족력이 있을 때는 언제부터 검사하는 것이 좋나요? _183
Q6. 대장내시경은 몇 살까지 해야 하나요? _185
Q7. 대장내시경은 얼마나 자주 해야 하나요? _186
Q8. 당일에도 대장내시경이 바로 가능한가요? 위내시경과 같이 대장내시경을 해도 되나요? _187
Q9. 대장내시경으로 치질 수술을 할 수 없나요? 치질 수술하는 날 대장내시경을 같이 하면 안 되나요? _189
Q10. 대장내시경 회수시간으로 '6분'을 이야기하는데 어떤 의미인가요? _190

2. 대장내시경 준비

Q1. 대장내시경을 하기 전 의료진에게 미리 알려야 하는 사항은 무엇이 있나요? _191
Q2. 대장내시경을 하기 위해 어떤 준비를 하면 되나요? _193
Q3. 장 청소를 잘하기 위한 방법은 무엇인가요? 대장내시경 장 청소가 잘 안 되었을 때는 어떻게 하나요? _194
Q4. 대장내시경 검사를 위해 장 청소를 해야 한다고 하던데 편하게 하는 방법은 없나요? 대장내시경 장 청소약으로 알약이 있다고 하던데 차이점은 무엇인가요? _195

목 차

대장항문 명의
- 설명하는 의사 -

3. 진정 대장내시경
- Q1. 대장내시경을 편하게 받을 수 있는 방법은 없나요? _197
- Q2. 진정(수면)내시경은 위험하지 않나요? _199
- Q3. 진정내시경 시 잠꼬대를 많이 한다고 하던데 사실인가요? _200
- Q4. 진정내시경 후 운전은 언제부터 해도 되나요? 일상생활은 언제부터 가능한가요? _202

4. 대장내시경 후 주의사항
- Q1. 대장내시경의 합병증으로는 어떤 것이 있나요? _204
- Q2. 대장내시경은 장비가 더 중요한가요, 시술하는 의사가 더 중요한가요? 대장내시경을 잘하는 의사를 찾는 방법은 무엇인가요? _205
- Q3. 대장내시경 후 좌욕을 하면 좋은가요? _207
- Q4. 대장내시경 후 조직검사 결과는 언제 나오나요? 대장암으로 진단되면 향후 어떤 조치가 이루어지나요? _208

V. 대장용종
1. 대장용종
- Q1. 대장용종이 무엇인가요? _212
- Q2. 대장용종은 왜 생기나요? _214
- Q3. 대장용종의 종류가 다양하다고 하던데 대장용종은 무조건 제거해야 하나요? _215
- Q4. 대장용종이 모두 암으로 발전하나요? _216
- Q5. 대장암으로 발전을 잘하는 대장용종은 어떤 종류인가요? 언제 암이 되나요? _218
- Q6. 대장용종은 재발을 잘한다고 하던데 그 이유가 무엇인가요? _219
- Q7. 지난번 대장내시경에서는 용종이 없었는데 1년 만에 용종이 발견된 이유가 무엇인가요? _221
- Q8. 대장용종을 예방하는 방법은 무엇인가요? 예방할 수 있는 음식이 있나요? _223

contents

국립암센터 대장암센터 출신
대장항문외과 5명의 개원의들에게 묻는다.

2. 대장용종 절제술

Q1. 대장용종이 있으면 바로 제거해야 되나요? _225_
Q2. 대장용종을 치료하는 방법이 다양하다고 하던데 어떤 경우에 어떤 치료법을 선택하나요?
그 차이가 무엇인가요? _227_
Q3. 건강검진할 때는 왜 대장용종절제술을 바로 시행하지 않나요? _229_
Q4. 용종절제술 후 입원을 하거나 수액치료를 하면 도움이 되나요? _231_
Q5. 용종절제술 후 발생할 수 있는 합병증은 어떤 것이 있나요? 그리고 합병증이 생겼다는 것을
어떻게 알 수 있나요? _232_
Q6. 대장용종절제술 후 합병증은 어떤 경우에 발생 가능성이 높나요? _234_
Q7. 대장용종절제술 후 알아야 할 것이나 특별히 주의해야 할 것이 있나요? _235_

VI. 장질환

1. 대장암

Q1. 대장암의 증상에는 어떤 것이 있나요? _240_
Q2. 대장암은 어떤 사람이 잘생기나요? _241_
Q3. 분변잠혈검사로는 대장암을 진단할 수 없나요? _242_
Q4. 대장암이 있는지 알려면 어떤 검사를 해야 하나요? _243_
Q5. 대장내시경은 몇 살부터 해야 하고 얼마나 자주 해야 하나요? _244_
Q6. 조기 대장암은 내시경으로 치료할 수 없나요? 무조건 수술해야 하나요? _245_
Q7. 진행성 대장암은 어떻게 치료하나요? _246_
Q8. 대장암을 예방하기 위해서는 어떻게 하면 좋을까요? _247_

2. 염증성 장질환

Q1. 염증성 장질환이 어떤 병인가요? _248_

목 차

대장항문 명의
- 설명하는 의사 -

Q2. 염증성 장질환은 왜 걸리나요? _249
Q3. 최근 염증성 장질환이 많아지는 이유는 무엇인가요? _251
Q4. 궤양성 대장염은 약물로 치료하나요? _252
Q5. 크론병은 어떤 병인가요? 어떻게 치료하나요? _253
Q6. 치루를 진단받았는데 크론병이 있는지 대장내시경을 해야 한다고 합니다. 크론병이 있으면 치루가 생기나요? 치료는 어떻게 하나요? _254
Q7. 궤양성 대장염과 크론병 이외에도 염증성 장질환으로는 어떤 병이 있나요? _256

3. 과민성 대장 증후군
Q1. 과민성 대장 증후군이라는 것이 어떤 것인가요? _258
Q2. 과민성 대장 증후군은 어떻게 치료하나요? _260
Q3. 과민성 대장 증후군일 때 도움이 되는 생활요법은 무엇인가요? _261

4. 대장 게실
Q1. 대장 게실이 무엇인가요? 대장 게실은 왜 생기나요? _263
Q2. 대장 게실이 있다고 문제가 생기나요? 대장 게실은 치료해야 되나요? _265
Q3. 대장 게실염의 증상은 무엇인가요? _266

5. 기타 장질환
Q1. 장염에 걸렸을 때는 어떻게 하면 되나요? _267
Q2. 대장염의 종류는 다양하다고 하던데 어떤 질환들이 있나요? _269
Q3. 대장내시경에서 대장흑피증이라고 하던데 그냥 두면 되나요? _271

contents

국립암센터 대장암센터 출신
대장항문외과 5명의 개원의들에게 묻는다.

Ⅶ. 변비 & 변실금

1. 변비

Q1. 제가 일주일에 변을 두 번 정도밖에 못 보는데 변비인가요? _274
Q2. 평소 변비가 있기는 있는데 복통, 출혈 같은 특별한 증상이 없어도 병원을 꼭 가야 하나요? _275
Q3. 변비가 생기는 가장 흔한 이유가 무엇인가요? _276
Q4. 채소도 많이 먹고 운동도 매일 하는데 변비가 있어요. 왜 그런 걸까요? _278
Q5. 변비가 있을 때 대장내시경을 꼭 해야 하나요? _279
Q6. 변비 치료는 어떻게 하나요? _280
Q7. 변비약 종류가 다양하던데 어떤 것이 좋은가요? 약국에서 약을 구입해서 먹어도 되나요? _282
Q8. 변비약은 오래 먹어도 되나요? 그리고 관장은 집에서 하면 안 되나요? _283
Q9. 변비치료 중 바이오피드백(생체 되먹임) 치료는 무엇인가요? _284
Q10. 변비에 좋은 음식은 무엇인가요? _285
Q11. 변비에 좋은 운동은 무엇인가요? 변비를 해소하는 마사지도 있다던데요? _286
Q12. 변비를 방치하면 합병증이 생기나요? 암도 생길 수 있나요? _287

2. 변실금

Q1. 변실금이 무엇인가요? _288
Q2. 변실금의 이유가 무엇인가요? _289
Q3. 항문 수술하면 무조건 변실금이 오나요? _290
Q4. 변실금을 진단하기 위해서는 어떤 검사를 하나요? _291
Q5. 변실금은 어떻게 치료하면 되나요? _292
Q6. 케겔 운동이 변실금에 도움이 된다고 하던데 어떻게 하면 되나요? _293

목차

대장항문 명의
- 설명하는 의사 -

VIII. 외과

1. 지방종과 피지낭종
- Q1. 몸에 혹이 났어요. 이게 뭘까요? 왜 생기나요? _296
- Q2. 지방종인 줄 알았는데 피지낭종이래요. 뭐가 다른 건가요? _298
- Q3. 피지낭종 고름을 집에서 짜도 되나요? _299
- Q4. 지방종과 피지낭종은 약으로 치료할 수는 없나요? 증상이 없어도 수술해야 하나요? _300
- Q5. 혹을 제거하고 조직검사는 왜 하나요? 조직검사를 해야 될 정도면 큰 병원을 가야 하는 건 아닌가요? _301
- Q6. 재발을 예방하기 위한 방법은 무엇인가요? 혹시 그대로 두면 암이 되기도 하나요? _302

2. 외과적 봉합술
- Q1. 상처를 봉합할 때 많이 아픈가요? _304
- Q2. 상처 봉합 후 실은 언제 제거하나요? 실 제거할 때 아픈가요? _305
- Q3. 상처 봉합 후 조심해야 할 것은 무엇인가요? 샤워는 언제부터 가능한가요? _306
- Q4. 상처가 심해 지연봉합을 한다고 하는데 지연봉합이 무엇인가요? 당장 봉합하지 않으면 감염이 생기는건 아닌가요? _308
- Q5. 상처 봉합 후 합병증이 생기면 어떤 증상이 생기고 어떻게 치료하나요? _309

contents

국립암센터 대장암센터 출신
대장항문외과 5명의 개원의들에게 묻는다.

IX. 하지정맥류

1. 하지정맥류

Q1. 하지정맥류는 어떤 병인가요? _312
Q2. 하지정맥류에는 어떤 증상이 있나요? _314
Q3. 하지정맥류와 비슷한 증상이 있는 다른 질병이 있나요? _316
Q4. 혈관이 울퉁불퉁 튀어나오지 않아도 정맥류일 수 있나요? _317
Q5. 하지정맥류는 왜 생기나요? _318
Q6. 하지정맥류를 진단할 때 무슨 검사를 하나요? _320
Q7. 하지정맥류 초음파는 왜 양쪽 다리 모두 하는 건가요? 혈관이 튀어나오거나 아픈 쪽만 하면 되지 않나요? _322
Q8. 하지정맥류가 있으면 꼭 수술을 꼭 해야 하나요? 다른 방법은 없나요? _323
Q9. 정맥류 치료 중에 경화치료라는 건 뭔가요? _324
Q10. 정맥류 수술 중 가장 기본적인 수술법은 무엇인가요? _326
Q11. 하지정맥류 수술 중 흉터가 남지 않고 덜 아픈 수술이 있다고 하던데 어떤 것인가요? _327
Q12. 하지정맥류 수술이 혈관을 제거하거나 막는 방법이라던데 있던 혈관을 그렇게 없애 버려도 되는 건가요? 그럼 피는 어디로 흐르죠? _331
Q13. 하지정맥류 수술은 꼭 대학병원에 가서 해야 하나요? _332
Q14. 하지정맥류 수술비가 병원마다 차이가 나는 이유가 무엇인가요? _333
Q15. 하지정맥류 수술할 병원을 선택할 때 참고해야 할 사항이 있나요? _335
Q16. 하지정맥류 수술 후 스타킹 착용을 꼭 해야 하나요? 언제까지 하나요? 반드시 의료용 스타킹이어야 하나요? _336
Q17. 하지정맥류는 수술해도 재발한다던데 정말인가요? 예방하기 위한 방법은 무엇인가요? _337
Q18. 하지정맥류 치료약은 오래 복용해도 되는지요? _339
Q19. 수술 후 언제까지 병원에 다녀야 하나요? _340

✚ 저자 약력 _341

머리말

답답한 마음을 조금이나마 해결해 보고자

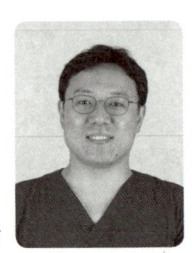

서울항앤하지외과 박수민 원장

 의대 6년, 인턴과 레지던트 5년, 전임의 2년까지 총 13년 동안 보고 배운 것은 온통 큰 대학병원에서 이뤄지는 치료일색이었다. 학생 때는 흉부외과 교수님들이 심근경색 환자의 가슴을 열고 수술하는 것을 옆에서 보았고 정형외과 교수님들은 고관절이 괴사된 환자에게 새로운 관절을 심어주는 수술을 하루에도 몇 개씩 하셨다. 외과 전공의가 되어 본격적으로 외과 수술에 참여하게 된 이후에도 여전히 큰 병원에서 근무를 하였기에 주로 보고 배운 것은 암수술 아니면 중환자를 위한 수술일 수밖에 없었다. 이식외과 교수님들이 간경화 환자에게 새로운 간을 이식해 주어 다 죽어가던 환자가 2주일 만에 걸어서 퇴원하는 것을 봤을 때는 머리를 세게 맞은 기분이기도 했다.

 그 시절, 나도 당연히 대학병원에 근무하며 큰 수술을 집도하는 삶을 살게 되리라 믿어 의심치 않았다. 본 적이 없는 다른 길은 상상하기도 힘들었고 작은 의원의 의사들은 다 돌팔이같이 보였으니까. 하지만 전공의가 끝나고 군의관 시절 3년 동안 나는 그동안의 내가 받았던 교육은 의료계 전체에서 매우 작은 부분에 불과함을 깨닫게 되었다. 젊다 못해 어리다고 해도 표현해도 좋을 20대 초반 병사들이 겪는 고통은 암이나 뇌질환 같은 중증질환에서 비롯되는 게 아니었다. 군의관으로 처음 부임 받은 첫해, 매일 훈련하면서 마시는 먼지 때문에 알러지성 비염이 심해지는 병사나 한여름 땡볕에서 작업하다가 일사병으로 쓰러진 병사, 혹한기 훈련 중에 독감이 걸려 열이 펄펄 끓는 병사들에게 난 의사로서 아는 게 별로 없는 무능한 의사였다. 다시 말해 돌팔이 의사 말이다. 군의관 시절은 생명을 살리는 의사도 필요하지만 경증 질환을 잘 치료해 주고 일상생활의 불편을 해소해 주는 의사도 아주 큰 의미가 있고 중요한 존재라는 걸 깨닫게 해준 고마운 3년이었다.

대학병원이 아닌 작은 의원에서의 의사 생활은 완전히 새로운 도전이었다. 대학병원에서 근무를 할 때는 내가 유능한 의사이고 내 말이 맞는 말이라는 걸 따로 증명할 필요가 없었다. 대학병원, 특히 서울대병원과 국립암센터라는 간판이 나의 권위를 대신해 주고 나는 그저 나의 일만 열심히 하면 되는 거였다. 하지만 작은 의원의 의사는 환자들의 의심에 찬 눈빛부터 해결해야 한다. 교과서와 논문에 나온 근거를 중심으로 아무리 열심히 설명을 해도 돈벌이에 급급한 장사꾼 취급을 받기 십상이다. 특히 대학병원보다 작은 의원에서 더욱 잘 치료받을 수 있는 분야가 분명히 있는데 환자들은 대학병원이 뭐든 최고인 줄 아는 게 너무 답답했다. 그리고 이 답답한 마음을 조금이나마 해결해 보고자 이 책을 쓰기 시작했다.

이 책에서 다루는 항문 질환과 위/대장내시경 그리고 하지정맥류는 대표적으로 의원급 의료기관에서 주도권을 가지고 이끌어가는 분야이다. 부디 의심의 눈초리를 거두고 실력 있는 작은 병원 의사들의 이야기를 잘 들어주길 간절히 바라본다.

머리말

대장항문, 제대로 알고 병원 가기 위하여

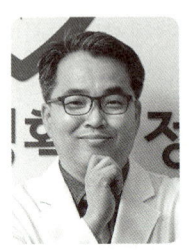

장편한외과의원 원장 이성근

안녕하세요. 장편한외과의원 이성근입니다. 이렇게 지면으로 여러분들을 만나뵙게 되어 너무 반갑습니다. 이 책에 관심이 있으셔서 이 책을 펼쳐 보신 여러분들의 건강한 삶을 기원합니다.

이번에 저희가 '항문질환, 대장질환, 대장내시경, 변비, 변실금, 하지정맥류, 외과질환'에 관한 내용으로 책을 출간하게 되었습니다. 저를 포함한 저자 5인은 모두 국립암센터 대장암센터에서 전임의를 수료한 외과 의사들입니다. 국립암센터 대장암센터 출신 의사들의 모임에서 의기투합하여 '국민들에게 알기 쉽게 외과 질환에 대해 설명하자.'는 취지로 책을 출간하게 되었습니다.

저자 5인은 다들 개원하여 진료 중이거나 근무하고 있기 때문에 국민여러분들께서 흔하게 겪는 외과 질환을 주로 진료하고 있습니다. 그리고 여러분들께서 궁금해 하시는 부분이 무엇인지 잘 알고 있습니다. 그래서 저희 책은 질문과 답변(Q&A) 형태로 구성하였습니다. 여러분들께서 자주 하시는 질문으로 준비하였고, 답변 또한 최대한 쉽게 설명드리기 위해서 노력하였습니다. (물론 의학적인 내용이다 보니 다소 어렵게 느껴지실 수도 있겠습니다.)

이 책이 나오기까지는 생각보다 시간이 제법 걸렸습니다. 책을 출간하기로 하고 첫 모임을 한 지도 1년이 넘었는데 다들 진료를 하고, 병원을 경영하다 보니 모일 수 있는 기회를 만드는 것이 힘들었습니다. 더구나 2020년과 2021년은 코로나19로 다들 힘든 시기였기에 가급적 화상회의로 모임을 가졌습니다. 이 자리를 빌려 이 책의 출간을 위해 많은 노력을 해 주신 4분의 공동저자분들에게 감사인사를 드립니다.

저는 이 책을 통해서 국민 여러분들께서 의료에 관한 정확한 정보를 습득하시길 기대합니다. 또한 이 책을 통해서 국민 여러분들께서 똑똑한 의료소비자가 되기를 고대합니다. 그래서 잘못된 의료정보로 인해 피해를 입지 않기를 바랍니다. 그리고 더 나아가 더 좋은 진료를 받으실 수 있기를 바랍니다. 혹자는 '아는 만큼 보인다.'고 했습니다. 의료에 관해서도 제대로 알고 있어야지 좋은 진료를 받으실 수 있을 것입니다.

이번에 출간된 저희 책은 주로 외과질환에 대한 내용들입니다. 저자들이 모두 외과의사이다 보니 주로 항문질환과 대장질환과 변비와 변실금과 하지정맥류와 외과질환에 대한 내용을 다뤘습니다. 다음에 기회가 되면 좀 더 다양한 질환들에 대해 말씀드릴 수 있기를 기대해 봅니다.

머리말

　마지막으로 다른 저자분들도 간단히 자기소개를 할 테니 저도 간략하게 말씀드리겠습니다.
　저는 수원시 팔달구에 '장편한외과의원'을 2020년 2월에 개원하여 수원 시민과 경기남부 도민들을 위해 외과진료를 하고 있습니다. 저는 2009년 국립암센터 대장암센터에서 전임의를 수료하였습니다. 그 후 대장항문외과 전문병원에서 봉직의로 진료하였고, 건강검진 전문센터에서 대장내시경과 위내시경을 무수히 시행하였고, 개원 전에는 수원에 있는 외과의원에서 원장으로 근무하였습니다. 그렇게 10년 넘게 개원을 준비하였고, 지금은 수원에서 즐겁고 행복하게, 장편한외과의원에 내원하시는 분들에게 좋은 의료서비스를 제공해드리고자 노력하고 있습니다.

　저희 장편한외과의원은 정확하고, 정직하고, 정성을 다하는 진료를 하고자 합니다. 장편한외과의원에는 주로 항문질환과 대장내시경을 위해 내원하시는 분들이 많으시고, 변비와 변실금, 건강검진을 위해 내원하시는 분들도 꾸준히 늘어나고 있습니다. 저는 장편한외과의원에 내원하시는 한분 한분에게 최고의 의료서비스를 제공해드리기 위해 끊임없이 노력하겠습니다. 나아가 지역사회에 봉사하고, 여러분들과 더불어 살아가는 세상을 만들기 위해 노력하겠습니다.
　지난 3년 동안 장편한외과의원에 내원하시는 많은 분들께서 장편한외과의원을 좋게 평가해 주시고 만족해 주셔서 다시 한 번 감사드립니다. 수많은 진료 후기에서 칭찬해 주시고, 응원해 주셔서 감사드립니다. 그 기대를 저버리지 않도록 지금보다 더 노력하겠습니다.

그리고 저는 2020년 11월부터는 유튜브에 '엉덩이대장TV'라는 채널로 대장항문질환과 다양한 건강정보에 대해서 여러분들께 알려드리고 있습니다. 여러분들께서 기회가 되면 '엉덩이대장'과 '장편한외과'에서 저와 함께하기를 고대하겠습니다. 감사합니다.

머리말

잘못된 정보로 피해를 보는 사람들에게 도움이 되고자

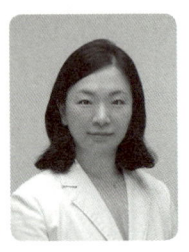

삼성항외과 원장 이수영

4년간의 전반적인 외과 수련을 마치고 대장항문외과를 선택하게 되었습니다.

남들은 어쩌면 지저분하다고 생각할 수도 있는 대장이 우리 몸에서 매우 중요한 역할을 하고 있으며 조그마한 상처나 대수롭지 않아 보이는 문제들이 환자에게 큰 괴로움을 줄 수도 있다는 것을 알게 되었습니다.

수술을 해서 문제가 생긴 부위를 잘라내 주고 새롭게 이어 주면 대장이 빠른 속도로 기능을 회복하는 게 신기했고 동시에 환자의 컨디션도 급격하게 좋아지는 것을 보면서 보람도 많이 느꼈습니다.

대장항문외과를 세부전공으로 하겠다고 마음먹은 뒤 삼성서울병원에서 대장암센터 전임의를 하게 되었고 각종 대장암 수술을 하면서 수술을 잘 하는 것도 물론 중요하지만, 대장내시경 검사가 대장항문질환의 진단과 치료에 있어서 매우 큰 부분을 차지하고 있음을 새삼 깨닫게 되었습니다.

그래서 삼성서울병원에서 전임의 생활을 마친 뒤 우리나라 외과에서 가장 대장내시경을 체계적으로 배울 수 있다고 하는 국립암센터에서 새롭게 대장암센터 전임의와 대장내시경센터 전임의를 시작하였습니다.

이러한 전임의 기간을 보내면서 수많은 케이스의 환자를 보았고 내시경을 통한 진단과 수술을 하고 그들이 회복하는 과정을 보면서 대장내시경을 제대로 배우길 잘 했다는 확신과 함께 큰 보람을 느꼈습니다.
다시 생각해 보아도 힘들었던 만큼 값지고 많이 성장할 수 있었던 시간이었습니다.

하지만 종합병원에서는 주로 암환자들에 대한 진단과 치료가 이루어질 수밖에 없는 환경이었습니다.
덜 심각하지만 좀 더 흔하고 일반적인 대장항문질환 환자들에 대해 알고 싶다는 목마름이 커져갔습니다.

국립암센터에서 전임의 생활을 마치고 성남의 파티마외과에 들어가게 되었습니다.
1985년에 개원하여 성남에 자리잡은 지 오래된 병원의 이종수 원장님께 항문의 양성질환에 대해 하나부터 열까지 차근차근 배울 수 있었고 각종 합병증을 어떻게 해결해야 하는지, 진단과 치료에 대한 수없이 많은 각종 노하우들을 일대일 도제식으로 직접 배울 수 있었던 건 정말 큰 행운이었습니다.
한 달에 평균 150건의 수술과 100건 정도의 대장내시경을 하면서 4년간의 시간 동안 성남 파티마외과의 대표원장까지 하게 되었습니다.

머리말

    그 기간 동안 아이를 갖게 되었고 덕분에 생애 처음으로 잠시 쉬던 중에 조리원에서 항문질환으로 고통받고 있지만 부끄러워 병원에 가지 못하는 산모분들을 만나게 되었습니다.
    그것을 계기로 젊은 여성인구가 많은 동탄 지역에 2018년에 삼성항외과를 개원하게 되었습니다.

    오랜 기간 동안 나름대로 우리나라에서 최고라고 생각할 수 있을 만한 곳들에서 수련받고 수많은 환자들을 보면서 정말 많은 것들을 배웠다고 자부합니다.
    정확한 진단과 치료들이 얼마나 중요한지, 자칫 잘못된 진단이 얼마나 커다란 괴로움을 줄 수 있는지, 필요 없는 치료나 잘못된 치료는 오히려 환자들에게 큰 해를 끼칠 수 있는지 알 수 있었고 느낄 수 있었습니다.

    넘쳐나는 정보 속에서 잘못된 정보들로 인해 오히려 피해를 보는 분들에게 도움이 되고 싶었습니다.
    외래에서 진료하면서 설명하는 것으로는 부족하다는 생각이 들 때 즈음 비교적 흔하게 접할 수 있는 외과 질환에 대해 제대로 된 지식을 누구나 쉽게 이해할 수 있도록 전달할 수 있는 책을 한번 집필해 보면 어떻겠느냐는 이성근 선생님의 의견을 따라 책을 쓰게 되었습니다.
    이 책을 보시는 독자분들이 혹시라도 외과질환으로 병원을 방문하시게 될 때 질환에 대해 이해하고 잘못된 판단과 치료로 인한 피해 없이 제대로 치료받아 빨리 회복하시기를 바랍니다.

코로나로 인해 책을 집필하고 논의하는 기간이 길어서 과연 무사히 책을 출판할 수 있을까 걱정한 적도 있었지만 이렇게 무사히 출간할 수 있게 되어 기쁘고 끝까지 격려하며 의견을 나누어 주신 공동저자분들에게 이 자리를 빌려 감사드립니다.

머리말

대장항문 질환의 올바른 길잡이가 되고자 하는 마음

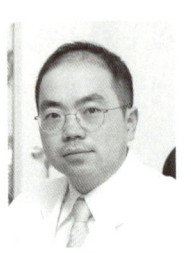

신일병원 원장 유홍열

안녕하세요, 강북구 수유동에 위치한 신일병원에서 근무하는 외과의사 유홍열입니다. 일선 진료현장에서만 환자분들을 뵙다가, 이렇게 책으로 저의 진료분야를 안내하게 되니 새롭고 반가운 마음입니다.

이 책은 평소, 진료 중에 마주하는 환자분들이 공통적으로 느끼는 여러 가지 불편과 다양한 질문들에 대해 어떻게 하면 좀 더 쉽게, 좀 더 편하게 정보를 드릴 수 있을까를 외과분야를 전공한 전문의 선후배들과 고민하는 과정에서 만들어졌습니다. 처음 집필을 시작한 시점에서는, 제가 이미 알고 있고, 이미 환자분들이 다양하게 궁금해하는 질문들에 대해 편히 답할 수 있을 거라 생각해 왔지만, 공저자인 의사들과 머리를 맞대고, 전공서적을 탐독하면서 제가 미처 깨닫지 못한 다양한 환자분들의 불편감과 질문들에 대해 더 많이 공부하는 좋은 계기가 되었습니다. 예상치 못했던 전 세계적인 코로나19 바이러스 사태로 인해, 출간이 미뤄진 면도 있지만, 그만큼 준비하고 고민한 기간도 길었습니다. 평소 생각지 못한 다양한 문제들과 서로의 가진 현장의 경험을 허심탄회하게 공유한 4명의 선후배 공저자분들께 감사한 마음입니다.

진료현장에서 가장 아쉽고 안타까운 점은, 진료실을 찾는 환자분들의 상당수가, 본인의 질환에 대해 잘 모르거나, 잘못된 정보로 인해 틀리게 이해하고 있거나, 심지어 무관심한 경우가 많아 좀 더 일찍 진단되고, 좀 더 쉽게 치료받을 수 있는 기회를 놓치는 경우가 많다는 것입니다. 한편으로는, 막상 항문질환은 치료에 대해 환자분들이 기대하는 만큼 늘 좋은 결과만을 보이지 않는다는 점은 현장에 있는 의사로서 한계를 절감하는 부분입니다.

따라서 집필을 구상하는 단계부터 이 책은, 질환이 있는 환자분들께 보다 정확한 정보를, 쉽고 간편하게 전달하고자 하는 명확한 목표를 갖고 기술하고자 했습니다. 진료실에서 받는 공통적인 질문들에 대해 간단하게 답을 드리고자 했으며, 보다 구체적인 설명들을 첨부하였습니다. 너무 전문적인 내용으로 진행되지 않도록 계속 주의를 기울였습니다만, 막상 책을 펼쳐 보실 독자들의 기대에 부응할지 조심스러운 마음입니다.

제가 근무하고 있는 신일병원은 지역에서 1982년부터 개원한, 40년 역사의 작은 병원입니다. 오랫동안 지역에서 외과 및 내과 중심 병원으로 자리매김해 왔습니다. 작은 규모의 병원이 세월의 부침에도 유지될 수 있었던 것은, 지역주민의 신뢰가 없이는 불가능했을 것입니다. 저희 신일병원은 늘 정직하고 성실하게, 치료를 위해 정성을 다하는 병원이 되고자 노력하고 있습니다. 그러한 오랜 노력으로 외과분야의 수술 건수가 최근 5년간 3배, 대장내시경 건수는 최근 5년간 4배 성장해 왔

머리말

습니다. 앞으로도 지속적으로, 보다 신뢰받는 병원이 되도록, 환자 한분 한분께 최고의 진료를 제공해 드리도록 노력하겠습니다. 감사합니다.

정확한 설명과 쉬운 이해, 바른 진료

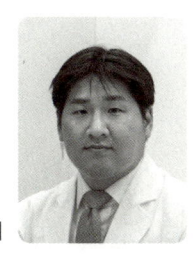

목동항외과의원 원장 최재희

안녕하십니까. 목동항외과에서 대장항문질환과 위/대장내시경, 그 외 외과질환에 관한 진료서비스를 제공해드리고 있는 외과 전문의 최재희입니다. 여러분들께 이렇게 좋은 기회로 인사드리게 되어 정말 반가운 마음입니다.

대장항문외과 질환은 의료계 내에서도 진입장벽이 높은 분야입니다. 고도의 전문성을 필요로 하며, 대장과 항문이라는 특수한 소화기관에 대한 정밀한 해부학적, 생리학적 이해 없이는 올바른 진료를 하기 어려운 분야로 같은 외과의사여도 대장항문질환을 전공으로 하지 않은 경우에는 잘 모르는 경우가 많습니다.

최근에는 정보기술의 발달로 간단한 인터넷 검색만으로도 이렇게 어려운 대장항문질환에 관한 많은 정보들을 얻을 수 있습니다. 인터넷 초기에는 검증되지 않은 정보들이 난립하는 경향이 있었지만, 현재는 각 대학병원별로 검증된 내용의 질환정보를 제공하고 있어 검색만 잘한다면 비교적 정확한 정보를 얻기도 쉬워졌습니다. 하지만 문제는 같은 의

머리말

사여도 이해하기 어려운 의학정보를 환자분들이 읽었을 때 이해하기가 어렵다는 것입니다. 비교적 이해하기 쉬운 내용은 광고성 정보인 경우가 많고 정확하지 않을 수 있으며, 정확한 정보는 이해하기 어렵습니다.

이 책은 이러한 인터넷 정보의 한계를 절실히 느낀 개원가의 외과 전문의 5명이 합심하여 만들어지게 되었습니다. 저자 5명은 모두 국립암센터의 대장암센터에서 전임의로서 대장항문질환을 공부한 외과전문의입니다. 예전부터 국립암센터는 공공기관으로서 사회적 책임을 위해 의학정보를 이해하기 쉽게 정리하여 책을 출간하고 있습니다. 이러한 문화에 익숙한 저희 5명은 좀 더 1차 의료기관에서 만나기 쉬운 대장항문질환 및 외과질환에 대해 정확하면서도 이해하기 쉬운 책을 만들어보자라고 의기투합하여 이 책을 쓰게 되었습니다.

책의 형식은 처음부터 책을 읽지 않고 궁금한 점만 찾아볼 수 있도록 저희가 진료현장에서 가장 많이 듣는 질문을 Q&A로 풀어내었습니다. 가장 핵심이 되는 내용을 간략하게 답변으로 준비하고, 좀 더 심화된 내용을 자세하게, 하지만 최대한 이해하기 쉽도록 적었습니다. 가능한 현재 교과서 및 학회에서 검증된 정확한 내용을 바탕으로 쉽게 이해할 수 있도록 만들어진 이 책이, 어려운 항문질환으로 고생하시는 분들이 읽고 쉽게 이해할 수 있길 바라며, 더 나아가 이러한 정보를 바탕으로 의료진과 환자의 원활한 소통으로 일선에서 올바른 의료가 행해질 수 있기를 바라는 마음입니다.

저는 2010년 의사면허를 취득 후 인턴 기간을 제외한 11년 동안 외과진료를 해 왔으며, 2015년 외과전문의를 취득 후 국립암센터 대장암센터에서 대장항문을 전공으로 공부하고 이후 대장항문전문병원에서 지속적으로 근무하며 항문질환의 진료와 수술, 위/대장내시경을 하고 있습니다. 아무래도 젊은 의사다 보니 새로운 의공학기술에 관심이 많아 신기술의 도움을 받아 항문수술의 통증을 최소화하면서 항문협착을 예방할 수 있는 무봉합치핵절제술이라는 새로운 수술법으로 치핵을 치료하고 있습니다. 젊은 의사로서 그동안 우리나라 국민들의 가장 큰 불만이었던 무성의한 설명, 3분 진료 등을 개선하기 위해 많은 노력을 기울이고 있으며, 바른 진료 · 옳은 치료 · 참된 의료를 비전으로 목동에서 양천구민 여러분께 항상 올바른 의료 서비스를 제공할 수 있도록 하겠습니다.

추천사

대장항문질환에 대한 유익한 안내서가 될 것

　매년 중앙암등록본부에서 발표하고 있는 국가암등록통계에 따르면, 첫 암발생 통계가 집계된 1999년 이후 지속적인 증가추세를 보였던 대장암 발생률이, 2012년부터 완만한 감소 추세로 접어들었습니다. 그러나 여전히 대장암은 우리나라에서 위암 다음으로 두 번째로 흔한 암이고, 대장암 사망률은 위암을 능가하여, 폐암과 간암에 이어 세 번째로 높아, 국민들의 건강을 지금도 심각하게 위협하고 있는 실정입니다. 그래서 대장암의 씨앗이라고 알려져 있는 대장용종과, 대장용종을 진단하고 또 동시에 치료까지 할 수 있는 대장내시경 검사에 대한 국민들의 관심이 증가하고 있습니다. 이와 관련된 궁금증을 자세하고 쉽게 풀어주기 위해서, 국립암센터 대장암센터 출신의, 대장암 및 대장내시경 전문가들이 협심하여 노력한 끝에 드디어 이 책자를 발간하게 되었습니다. 진심으로 기쁘게 생각합니다. 또한 이 책자는 치질, 하지정맥류 등 국내에서 흔하게 접할 수 있는 여러 외과질환들에 대한 설명도 포함하고 있어, 대장항문질환에 대한 유익한 안내서가 될 것으로 생각합니다.
　이 책의 저자들과 저는 국립암센터에서, 짧게는 1년 길게는 2년 동안 스승과 제자의 인연으로 함께 근무한 적이 있습니다. 당시에 그들이 보여 주었던 진료 및 연구에 대한 열정을 저는 지금도 기억하고 있습니다. 그 열정과 저자들의 풍부한 임상 경험이 이 책에 고스란히 담겨 있습니다. 환자 진료로 여유가 없고 심신이 피곤한 와중에도, 그 열정을 잃지 않고 마침내 이 책자를 출간하게 된 저자들에게 진심어린 존경의 박수를 보냅니다. 저자들의 노력과 열정의 산물인 본 책자가 우리나라 국민 건강에 크게 기여할 것으로 기대합니다.

국립암센터 대장암센터장

한 경 수

추천사

알기 쉽게 정리되어 많은 분들에게 유익한 정보 제공의 기회가 될 것

올해 개원 20주년을 맞이한 국립암센터는 2000년도에 설립되어 2001년도에 정식으로 개원한 이래 부속병원, 연구소, 국가암관리 사업본부, 대학원, 대학교를 차례로 갖춰 오면서 대한민국 국민을 암으로부터 보호하기 위한 책임을 다하고 있는 국가중앙기관입니다.

국립암센터 초대 원장이셨던 박재갑 원장님께서는 국민을 암으로부터 보호하기 위해서는 암에 대한 기초 연구와 함께 최신 치료법을 발전시켜야 함은 물론이고 암을 조기에 발견하고 나아가서는 암을 예방하는 것이 중요하다는 인식으로 대장내시경 아카데미(CAN; Colonoscopy Academy of National Cancer Center)를 만드셨고 올해로 벌써 20기 신입생이 들어와서 열심히 대장내시경 expert가 되기 위하여 구슬땀을 흘리고 있습니다.

1기부터 현재에 이르기까지 많은 선생님들이 국립암센터에서 피나는 수련을 통해 대장암의 조기 발견과 예방에 있어 가장 훌륭한 수단인 대장내시경의 전문가가 되어 전국 방방곡곡으로 나아가서 대한민국 국민의 건강을 지켜주시고 계시는 가운데 또 반가운 소식이 들려 왔습니다.

  환자 진료에 여념이 없는 바쁘신 가운데에서도 대장 건강에 관련한 유익한 책을 출간하신다는 것이었습니다. 변비와 간단한 항문질환부터 대장용종, 염증성 장질환 등 대장항문 관련 질환뿐만 아니라 흔히 접하는 외과 질환들까지 망라한 내용으로 일반인들이 평소 궁금했지만 막상 병, 의원에 가면 자세히 질문할 기회를 놓쳐 집에 돌아와서 후회할 것들을 알기 쉽게 정리하여 주셔서 많은 분들에게 유익한 정보 제공의 기회가 될 것으로 기대됩니다.

국립암센터 대장암센터

홍 창 원

추천사

국민들에게 제대로 된
대장항문 질환의 정보와 해결책을 제시하는 훌륭한 모범서

　코로나로 힘든 시기를 보내고 계시는 모든 분들께 따뜻하고 건강한 한해가 되었으면 좋겠습니다.

　장편한외과를 개원하며 힘든 3년을 보내셨을 텐데, 병원 증축으로 발전하고 있는 모습에 자랑스러운 마음입니다.

　국립암센터 대장암센터 외과 의사들이 치질과 대장내시경, 하지정맥류와 외과적 처치가 필요한 질환에 대한 책자를 발간함을 축하드립니다.

　이는 일반인들의 궁금증을 해소해 줌과 동시에 항문질환과 외과에 대한 환자들의 접근성과 친밀감에 한층 도움이 되는 자리가 될 것입니다. 또한 전문 외과 의사들까지 접근하는 방법과 설명하는 자료로서 활용도가 매우 높은 내용으로 가득 차 있습니다.

　대한외과의사회에서 편집홍보이사로 '외과의사'라는 기관지를 맡아서 빈틈없이 마무리하는 모습과 치밀한 내용정리로 추진해나가시는 모습에 구성원 모두의 환영과 박수를 받았습니다.

진료실과 대기실에 비치하여 대장항문외과적 문의사항과 궁금증을 해소하는 데 일조하여 의료책자로 활용하여도 좋을 것입니다.

정보 매체의 홍수 속에 국민들에게 제대로 된 대장항문 질환의 정보와 해결책을 제시하는 훌륭한 모범서입니다. 지역 주민들에게 쉽게 다가설 수 있는 방법이 될 것 같습니다.

항상 새로움을 보여 주시는 저자 외과선생님들께 감사드리며

다음에 또 무엇을 준비하고 보여주실지 생각만 해도 기대 가득합니다.

대한외과의사회가 추천하고 외과의사 선생님들의 열정을 담은 책자가 널리 퍼져나가서 외과의 발전과 국민의 의료 수준이 높아지는 데 기여할 것임을 확신합니다.

감사합니다.

대한외과의사회 전 회장

정 영 진

추천사

하지정맥류에 대한 올바른 정보가 널리 알려지길

하지정맥류는 흔한 질병으로, 주변에서 많은 정보들을 접할 수 있다. 그러나 실제 환자가 궁금해하는 질문에 대한 답은 부족하며 잘못된 정보도 많다.

〈대장항문 명의(설명하는 의사)〉는 하지정맥류에 대해 질문과 답 형식으로 쉽고 정확하게 설명하고 있다.

외과 전문의인 저자의 실제 진료와 수술 경험을 바탕으로 하여 환자들이 가장 많이 궁금해하는 질문들이 포함되어 있다.

또한 간단한 답변과 자세한 설명을 분류하여 핵심적인 내용부터 순차적으로 접근할 수 있도록 한다. 자세한 설명에서는 적절한 비유를 통해 병의 원인, 진단 및 치료에 대한 이해를 돕고 있다.

〈대장항문 명의(설명하는 의사)〉를 통해 하지정맥류에 대한 올바른 정보가 널리 알려지고, 환자들이 적절한 시기에 적합한 치료를 받게 되기를 바란다.

중앙대학교 병원 혈관 외과

김 서 민

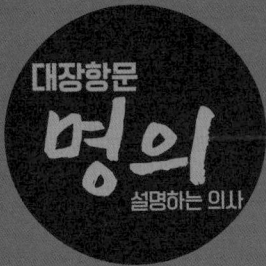

국립암센터 대장암센터 출신 5명의
대장항문외과 개원의들에게 묻는다.

I. 치핵

1. 치핵의 진단

Q1. 치질? 치핵? 치열? 치루??? 용어가 많아서 혼동이 돼요. 도대체 치질이 뭔가요? _40
Q2. 치핵이란 게 정확히 어떤건가요? 치핵도 종류가 여러 가지인가요? _42
Q3. 치핵의 흔한 증상은 무엇인가요? 아무 증상도 없는데 내시경에서 치핵이라고 해요. 치핵이 증상이 없을 수도 있나요? _44
Q4. 치핵은 왜 생길까요? 어떤 사람이 잘 생기나요? 가족들이 치핵 수술을 다 받았는데 저도 치핵이 생길까요? _45
Q5. 외치핵과 내치핵이 어떻게 다른 건가요? _47
Q6. 치질 진단 시 필요한 검사는 어떤 게 있나요? _49
Q7. 치질 수술을 하기 전에 꼭 대장내시경을 해야 하나요? _50
Q8. 치질 진단을 위해 항문초음파가 필요한가요? _52

2. 치핵의 치료

Q1. 치핵은 꼭 수술해야 하나요? _54
Q2. 치핵을 약으로 치료할 수는 없나요? 약국에서 파는 약이 도움이 얼마나 되나요? _55
Q3. 치핵은 수술해도 재발한다고 하던데 그래도 수술해야 하나요? _57
Q4. 치핵 수술방법은 어떤 것이 있나요? _58
Q5. 수술하는 날 어떤 과정을 거치게 되나요? 치핵 수술시간은 얼마나 걸릴까요? _61
Q6. 치질 수술을 할 때 마취는 어떻게 하나요? 수술할 때 통증이 심한가요? _62
Q7. 치핵 수술을 해야 한다고 하는데 임신 계획이 있는 경우 수술은 언제 하는 것이 좋은가요? _64
Q8. 임신 중에 치핵이 심해졌는데 치료는 어떻게 하나요? _66
Q9. 고령인데도 치핵 수술을 해야 하나요? _67
Q10. 소아치질도 수술이 필요한가요? _69
Q11. 보험 때문에 진료비 세부 내역서를 발급해 달라고 했더니 치질수술은 포괄수가제라 세부내역서가 없다고 해요. 포괄수가제가 뭔가요? _70

3. 치핵의 수술 전후

- Q1. 치질 수술 후 어떤 음식을 피해야 하고 어떤 음식이 좋을까요? _72
- Q2. 치질 수술 후 진물은 언제까지 나고 음주나 운동 등 일상생활은 언제부터 가능한가요? _74
- Q3. 수술 후 식이섬유는 꼭 먹어야 하나요? _75
- Q4. 치질에 좋은 운동과 나쁜 운동은 무엇인가요? _77
- Q5. 수술 후 상처관리는 어떻게 하고 좌욕은 언제까지 해 주어야 하나요? _78
- Q6. 수술 후 훈증기, 좌훈기, 비데 등을 써도 되나요? _80
- Q7. 수술 후 대변이 안 나와요. 관장을 해도 되나요? _81
- Q8. 수술 후 집 밖에서 대변을 보면 뒤처리는 어떻게 해야 하나요? _82
- Q9. 치질수술 후 어떤 자세가 좋나요? 일할 때 자세는 어떻게 해야 하나요? _84
- Q10. 치핵을 예방하려면 어떻게 하는 게 좋을까요? _85

4. 치핵의 수술 후 합병증

- Q1. 치핵 수술을 하고 변이 샌다는 이야기도 있던데 어떤 합병증이 생길 수 있나요? _87
- Q2. 치핵 수술 후 통증이 심한가요? 얼마나 오랫동안 아픈가요? _89
- Q3. 치핵 수술 후 너무 아픈데 어떻게 하면 통증이 좋아질까요? _91
- Q4. 수술하고 피가 났어요. 어떻게 하면 될까요? _92
- Q5. 수술을 했는데도 뭔가 튀어나왔어요. 왜 생긴 거고 어떻게 하면 되나요? _94
- Q6. 치핵이 나중에 대장암으로 발전할 수도 있나요? _96

국립암센터 대장암센터 출신 대장항문외과 개원의들이 자세히 알려드립니다.

I. 치핵

1. 치핵의 진단

Q1. 치질? 치핵? 치열? 치루??? 용어가 많아서 혼동이 돼요. 도대체 치질이 뭔가요?

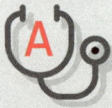

A 치질이란 하나의 질환을 말하는 것이 아니라 항문과 항문 주변에 생기는 여러 질환을 통틀어 말하는 의학 용어입니다.
각각의 질환에 대해 간단히 설명하면 치핵은 항문에 존재하는 혈관뭉치 및 조직들이 부풀거나 혈전이 발생하여 생기는 것, 치열은 항문점막이 찢어지는 것, 치루는 항문 주변에 염증이 생겼다가 밖으로 터져 나오면서 항문 안쪽과 바깥쪽이 터널처럼 연결되는 것입니다.

• **자세히 설명해 드립니다.**

　엄밀하게 따지면 치질이란 하나의 질환이 아니라 항문과 항문 주변에 생기는 여러 질환을 통틀어 말하는 의학 용어입니다.
　치질의 '치(痔)'는 항문을 의미하며, 이러한 "항문의 질환"인 '치질(痔疾)'에는 치핵, 치열, 치루, 항문주위농양 등이 있습니다.

치핵은 항문에 존재하는 혈관뭉치 및 조직들이 부풀거나 혈전이 발생하여 생기는 것으로 주로 돌출되는 덩어리, 출혈, 통증 등의 증상이 발생하게 됩니다.

치열은 항문 점막이 찢어져 생기는 것으로 통증, 출혈이 가장 흔한 증상이며, 심할 경우에는 궤양이 생기거나 튀어나오는 비후유두 등이 발생할 수도 있습니다.

치루는 항문 주변에 염증이 생겼다가 밖으로 터져 나오면서 항문 안쪽과 바깥쪽이 터널처럼 연결되는 것입니다. 염증이 생겨서 터져 나오는 과정에서 심한 통증이 동반되는 경우도 있고, 피고름과 같은 분비물이 나오게 됩니다. 치질이 생기는 부위는 거의 비슷하지만 각각의 발생 원인이나 진단, 치료는 완전히 다릅니다.

또한 이러한 것들이 조기에 진단되고 그에 따라 적합한 치료가 이루어져야만 최선의 결과가 나타날 수 있기 때문에 정확한 진단이 중요합니다.

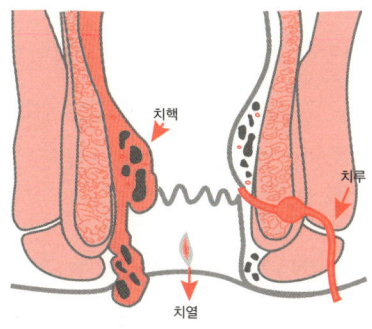

치핵 : 항문에 존재하는 혈관뭉치 및 조직들이 부풀거나 혈전이 발생하여 생김.
치열 : 항문 점막이 찢어져서 생김.
치루 : 염증에 의해 항문 안쪽과 바깥쪽이 터널처럼 연결되어 생김.

Q2. 치핵이란 게 정확히 어떤건가요? 치핵도 종류가 여러 가지인가요?

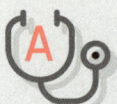 치핵은 항문에 존재하는 혈관뭉치 및 조직들이 부풀거나 혈전이 발생하여 생기는 것입니다.
치핵은 발생하는 위치에 따라 항문 바깥쪽에 생기는 외치핵과 안쪽에 생기는 내치핵으로 나누어지게 되며, 내치핵은 증상의 심한 정도에 따라 초기인 1기부터 심한 4기까지 나누어지게 됩니다.

• 자세히 설명해 드립니다.

치핵은 사람들이 흔히 치질이라고 알고 있는 것으로 직장의 아랫부분부터 항문에 걸쳐 존재하는 혈관뭉치(정맥총) 및 조직들이 꽈리 모양으로 부풀거나 과도한 힘 주기 등으로 주변의 점막하조직의 지지력이 약화되어서 혈관 및 점막 조직들이 항문 바깥쪽으로 밀려 내려와 형성되는 것을 말합니다.

치핵은 발생하는 위치에 따라 항문의 안쪽 점막과 바깥쪽의 피부가 만나는 치상선을 기준으로 외치핵, 내치핵, 혼합치핵으로 구분됩니다.

이 중에서 내치핵은 증상의 심한 정도에 따라 4개의 기수로 구분할 수 있습니다.

1기 내치핵은 치핵이 항문 연 안쪽에만 존재하면서 가끔 출혈만 있는 정도입니다. 치핵에서 발생하는 출혈은 동맥성의 출혈이기 때문에 선홍빛깔을 띠며, 때로는 물총으로 쏘는 듯이 나오기도 합니다.

혈전이 생기기 이전에는 통증이 없는 경우가 대부분입니다.

2기 내치핵은 변을 볼 때 밀려나오는 덩어리가 변을 보고 나서 저절로 들어가는 상태이며 출혈을 동반하기도 합니다.

  3기 내치핵은 변을 보고 나서 손으로 밀어 넣어 주어야 밀려나오는 덩어리가 안으로 들어가는 상태이며, 속옷에 점액이 묻어나거나 많은 양의 출혈을 동반하거나 불편감을 느낄 수 있습니다.

  일반적으로 출혈 및 증상이 심하다고 해도 3기까지의 내치핵은 통증이 없는 경우가 대부분입니다.

  4기 내치핵은 치핵이 손으로 밀어 넣어도 들어가지 않으면서 항상 덩어리가 돌출되어 있는 상태이며 혈전이 생기거나 괴사가 진행하게 되면 심한 통증을 유발할 수도 있습니다.

  치핵은 발생 부위 및 증상, 심각한 정도에 따라 생활습관 교정 및 약물치료부터 수술까지 치료법 역시 다양하기 때문에 전문의에 의한 정확한 진료가 중요합니다.

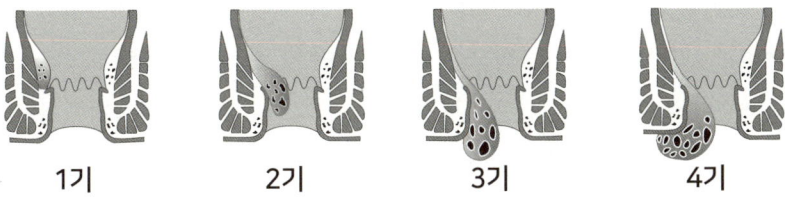

1기 : 내치핵이 항문 연 안쪽에 존재.
2기 : 배변 시 돌출되며 저절로 들어감.
3기 : 돌출된 치핵을 손으로 밀어 넣어 줘야 복원됨.
4기 : 치핵을 손으로 밀어 넣어도 들어가지 않음.

Q3. 치핵의 흔한 증상은 무엇인가요? 아무 증상도 없는데 내시경에서 치핵이라고 해요. 치핵이 증상이 없을 수도 있나요?

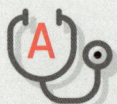 환자분들이 호소하시는 치핵의 가장 흔한 증상은 항문바깥으로 튀어나오는 덩어리, 출혈입니다.
일단 치핵 덩어리 자체가 어느 정도 커졌다고 해도 항문 바깥으로 나오지 않거나, 변을 볼 때 살짝 나왔다가 들어가는 경우에는 실제로 치핵이 있다고 하더라도 증상을 느끼지 못할 수 있습니다.

• 자세히 설명해 드립니다.

항문에 치질이 생겼다고 외래로 오시게 되면 대부분 치핵인 경우가 많습니다.

치핵은 항문 안쪽의 혈관뭉치와 조직들이 부풀어서 생기는 것이기 때문에 변을 볼 때 밀려나오거나, 손으로 밀어 넣어야 하는 튀어나오는 덩어리가 생겨 내원하는 증상으로 오시는 경우가 가장 흔합니다.

이렇게 부풀어 오른 치핵에서 출혈이 생기기도 하며 바깥쪽까지 튀어나오지 않더라도 출혈은 발생할 수 있습니다.

치핵에서 발생한 출혈은 물총 쏘듯이 나기도 하며 깜짝 놀랄 만큼 많기도 하고 심한 출혈이 지속된다면 수혈까지 필요한 경우가 생기기도 합니다.

치핵은 통증이 항상 있는 것은 아니지만 치핵 안쪽의 혈관이 터져 혈전이 생기거나 혈관이 꼬여 감돈 되면 심한 통증을 일으키기도 합니다.

이외에도 항문 안쪽의 치핵이 들락거리면서 항문 바깥쪽의 피부가 늘어져 주름지게 되고 이로 인해 배변 후 뒤처리가 깔끔하게 되지 않는 증상, 들락거리는 치핵 덩어리 때문에 분비물이 속옷에 묻거나 항문 주변 피부에 자극을 줘서 염증이나 가려움을 유발하는 경우도 많습니다.

Q4. 치핵은 왜 생길까요? 어떤 사람이 잘 생기나요? 가족들이 치핵 수술을 다 받았는데 저도 치핵이 생길까요?

> **A** 치핵은 항문 주변의 혈관조직을 확장시키는 자세나 생활태도, 변비나 설사 등의 여러 가지 요인들이 복합적으로 작용해서 발생합니다. 여러 연구들에서 유전력이 높은 것으로 나타나지는 않습니다.

• 자세히 설명해 드립니다.

치핵은 항문 안쪽의 혈관뭉치(정맥총) 및 조직들이 부풀거나 밀려 내려와 발생하게 되는데 이러한 증상이 생기기 위해서는 항문 주변의 혈관 조직을 확장시키는 여러 가지 요인들이 관여하게 됩니다.

변비나 설사를 자주 하거나, 습관적으로 힘을 오랫동안 주면서 배변하는 사람들에게서 항문 혈관 안에 피가 고여 팽창하게 되고, 항문 조직이 쉽게 밀려나오게 되어 치질이 발생할 수 있습니다.

등산, 무거운 것을 드는 행동, 쪼그려 앉는 자세 등은 복압을 증가시켜 항문혈관이 쉽게 늘어나도록 만들고 그 외에도 간경화, 심장병과 같은 질환들 역시 복압을 증가시켜 치핵을 유발시킬 수 있습니다.

술을 많이 마시게 되면 알코올이 혈관을 확장시키고 염증반응도 증가하게 되어 치핵이 쉽게 악화되며, 임신시에도 치핵이 심해질 수 있습니다.

치질이 유전과의 상관성이 많지 않은 것으로 되어 있으나 경험적으로 보았을 때 20대의 젊은 환자들이 심한 치핵이 있는 상태로 내원했을 때는 부모님 중에 한 분이 치질수술을 받은 경우가 대부분입니다.

유전적으로 항문 혈관이 선천적으로 약해서 쉽게 부풀거나, 혈관뭉치가 많이 발달했을 수도 있어 보이며 식단이나 생활 습관이 비슷하고 변비, 설사 등의 배변습관을 닮아 생겼을 가능성도 있어 보입니다.

Q5. 외치핵과 내치핵이 어떻게 다른 건가요?

A 치핵은 항문 안쪽의 점막과 바깥쪽의 피부가 만나는 치상선을 기준으로 해서 치상선 안쪽에 생기는 내치핵(암치질), 바깥쪽에 생기는 외치핵(수치질), 두 증상이 복합적으로 발생하는 혼합치핵으로 구분됩니다.

• 자세히 설명해 드립니다.

내치핵은 증상에 따라 4개의 기수로 구분되며, 동맥성의 선홍빛 출혈, 튀어나온 덩어리, 통증 등이 주 증상입니다.

항문의 치상선 안쪽은 감각신경발달이 없기 때문에 증상이 어느 정도 진행할 때까지 큰 불편함 없이 지내다가 내원하는 경우가 많습니다.

내치핵은 주치혈관을 따라 발생하기 때문에 자주 발생하는 자리가 정해져 있습니다.

3기 이상의 내치핵에서는 수술적인 치료 없이 확실한 증상의 호전을 기대하기는 어렵습니다.

외치핵은 배변 시 약간 부풀어 오르는 정도의 증상이 평소에 있거나 아무런 증상이 없다가 갑작스럽게 발생한 혈전으로 증상을 유발하는 경우가 많습니다.

갑작스럽게 콩알 같이 뭔가 튀어나와서 끼인 듯이 거슬리는 느낌이 들기도 하며 심한 통증을 유발하기도 합니다.

혈전이 피부 바깥으로 터져 나와 출혈이 생기기도 하지만 내치핵의 동맥성 출혈과는 다르게 약간 어두운 빛깔로 박동성 없이 묻어나는 출혈의 양상을 보입니다.

작은 외치핵은 잘 치료하게 되면 수술 없이도 좋아지는 경우가 있습니다.

증상이 심한 외치핵은 재발이 잦고 약물치료만으로 호전이 되지 않거나 치료기간이 너무 길어지는 경우가 많으므로 수술을 고려해 볼 수 있습니다.

<치핵의 종류>

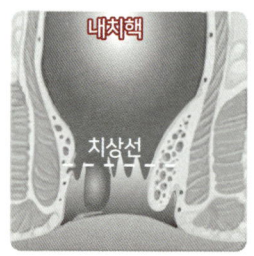 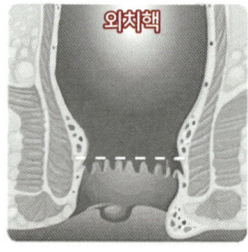 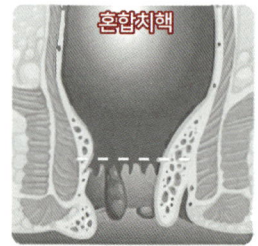

1. 내치핵 : 치핵이 치상선 안쪽에 존재함.
2. 외치핵 : 치핵이 치상선 바깥쪽에 존재함.
3. 혼합치핵 : 내치핵과 외치핵이 혼합.

Q6. 치질 진단 시 필요한 검사는 어떤 게 있나요?

> **A** 병력청취, 직장수지검사, 항문경 검사 등으로 정확한 진단을 한 후 추가적으로 항문초음파검사, 대장내시경, 항문압검사, 배변조영술 등이 필요할 수 있습니다.

● 자세히 설명해 드립니다.

치질을 진단하기 위해서 가장 중요한 것은 병력청취입니다.

병력청취란 환자가 호소하는 증상 및 주 증상과 함께 동반되는 증상들이 무엇이며, 증상이 시작된 시기, 증상의 양상, 증상이 지속된 기간, 증상이 갈수록 심해지는지 등에 대해 물어보는 것입니다.

병력청취가 끝나면 검사대에서 편안한 자세를 잡게 한 뒤 먼저 눈으로 병변의 모양과 위치, 병변이 얼마나 심한지를 확인합니다.

눈으로 확인한 뒤에는 정확한 진단 및 병이 진행한 정도의 확인, 약물 치료 혹은 수술적 치료가 필요한지를 판단하기 위해 몇 가지 검사를 하게 됩니다.

병변의 범위나 심한 정도 등을 파악하기 위해 병변의 주위를 눌러보거나 안쪽을 만져 보는 직장수지검사를 한 뒤 항문 안쪽을 육안적으로 확인하기 위해 항문경 검사를 하기도 합니다.

이러한 여러 가지 검사를 시행한 결과 항문 이외 부위 또는 항문 안쪽 깊은 곳의 질환이 의심될 경우 추가적으로 항문초음파검사, 대장내시경, 항문압 검사, 배변조영술 등의 검사를 시행하기도 합니다.

특히 항문 초음파검사는 짧은 시간 안에 항문 안쪽에 육안적으로 발견하기 어려운 질환들도 진단이 가능하며 2019년부터는 항문초음파 검사에도 건강보험이 적용되어 검사비용에 대한 부담이 많이 낮아졌으므로 반드시 받아보는 것이 좋습니다.

Q7. 치질 수술을 하기 전에 꼭 대장내시경을 해야 하나요?

A 모든 경우에 대장내시경이 필요한 것은 아니지만 동반되는 질환이 있는지의 여부가 치질 수술 한 이후에 상처가 회복하는 데에 영향을 미칠 수 있습니다. 또한 심각한 질환이 있음에도 불구하고 치질 증상과 감별이 어려워 진단이 늦어지게 될 수도 있습니다.
대장내시경이 필요한 경우라면 수술 이후보다는 수술 이전에 확인하는 것이 바람직합니다.

• 자세히 설명해 드립니다.

대장내시경은 카메라를 통해 대장 안에 용종이나 종양, 염증 등의 이상이 있는지 눈으로 확인하고 이상이 있는 경우 조직검사를 하거나 용종을 제거하는 치료도 가능한 비교적 안전하고 정확한 검사입니다.

치질을 진단할 때 항문경 검사는 대부분 시행하게 됩니다. 하지만 이러한 항문경 검사는 항문 부근의 직장까지밖에 관찰할 수 없습니다. 더 안쪽 깊은 곳에 문제가 있는 경우에는 대장내시경을 해야만 진단이 가능한 경우가 많습니다.

예를 들어 대장암과 치질이 같이 있는 환자라고 한다면 대장내시경 없이 치질수술을 하게 될 경우 대장암이 심해져 생길 수 있는 증상들이 단순히 치질 수술 이후 생길 수 있는 증상과 감별이 어려워 진단이 늦어지게 되고 이로 인해 치료가 늦어져 예후가 좋지 않을 수 있습니다.

크론병과 같은 질환이 있을 경우 항문에도 병변이 나타나는 경우가 많고 치루나 심한 치열과 같은 증상이 나타나 수술이 필요할 것처럼 보이는 경우가 많습니다.

이러한 경우에 크론병에 대한 정확한 진단 및 치료 없이 수술만 받게 될 경우에는 수술 후 오랫동안 상처가 낫지 않거나 더 심해질 수도 있게 됩니다.

따라서 대장암의 가족력이 있거나 대장내시경을 한번도 받아 보지 않은 40세 이후의 환자, 심한 설사나 복통, 체중감소, 배변습관의 변화 등의 동반 증상이 있는 경우에는 수술 전 대장내시경을 반드시 받아 보시는 것이 좋습니다.

치질 수술을 한 이후에는 상처가 안정화 되는 2개월 정도의 기간 동안 대장내시경을 위한 장청소를 하게 될 경우 상처에 무리를 줄 수 있으므로 수술이 필요한 환자분이 대장내시경을 해야 한다면 치질수술 이전에 받는 것이 좀 더 바람직합니다.

 또한 심한 출혈이나 심한 통증 등으로 응급으로 수술을 받게 되어 수술 전 대장내시경을 시행하지 못한 경우에는 수술 이후라도 대장내시경을 받아 보는 것이 안전합니다.

 병력청취가 끝나면 검사에 편안한 자세를 잡게 한 뒤 먼저 눈으로 병변의 모양과 위치, 병변이 얼마나 심한지를 확인합니다.

Q8. 치질 진단을 위해 항문초음파가 필요한가요?

A 항문경이나 직장수지 검사로 표면에서 보이는 병변 확인은 가능하지만 피부 안쪽의 병변은 이러한 검사로는 알기 어려우며 항문초음파로 진단할 수 있습니다.
 항문 주변의 염증, 농양, 치루 등의 병변이나 괄약근 등의 항문 주변의 해부학적 구조물들은 항문초음파를 통해 비교적 간단하고 정확하게 확인할 수 있습니다.

• **자세히 설명해 드립니다.**

 항문초음파 검사는 "프로브"라고 하는 막대기를 항문 안쪽에 넣어 항문과 직장에 이상이 있는지 확인하는 검사입니다.

항문경이나 직장수지 검사 등으로 치질이 진단되었다고 해도 육안적으로 보이지 않는 피부 밑 조직들에 발생할 수 있는 문제는 항문초음파로 비교적 간단하고 안전하면서 정확하게 알 수 있습니다.

수술 전 항문 초음파검사를 해서 수술하려는 치질 이외에 동반되는 염증, 농양, 치루 등의 문제가 있는지 괄약근이 약해서 수술시 발생할 수 있는 괄약근 손상 등에 대해 특별히 신경 써야 할 만한 상태인지 등을 미리 파악해야 수술시 발생할 수 있는 문제를 최소화 할 수 있습니다.

특히 농양이나 치루 같은 경우는 병변의 심한 정도나 병변이 진행하는 방향, 깊이, 치루의 유무 등에 의해 마취 방법이나 수술 방법 자체가 달라질 수 있습니다.

따라서 치질수술을 하기 전에는 반드시 항문초음파 검사로 병변의 위치나 심한 정도, 수술시 문제가 생길 만한 다른 질환들이나 상태 등을 확인하고 수술을 하는 것이 바람직합니다.

국립암센터 대장암센터 출신 대장항문외과 개원의들이 자세히 알려드립니다.

I. 치핵

2. 치핵의 치료

Q1. 치핵은 꼭 수술해야 하나요?

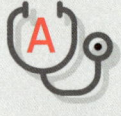
어느 정도 진행한 치핵에서는 수술적 치료 없이 근본적 해결이 어려울 수 있습니다. 하지만 초기 치핵에서 일시적으로 발생하는 출혈이나 작은 혈전은 약물치료나 좌욕 등 수술 없이도 치료가 가능합니다.

• **자세히 설명해 드립니다.**

치핵은 증상의 심한 정도에 따라 4개의 기수로 구분이 됩니다.

3기나 4기처럼 진행한 치핵인 경우 치핵 조직을 항문 안쪽에 고정시켜 주는 인대가 느슨해지거나 끊어져서 생기는 경우이기 때문에 수술적 치료 없이 증상을 완전히 좋아지게 하기 어렵습니다.

일시적으로 증상이 좋아졌다고 하더라도 약물치료를 중단할 경우 다시 재발하는 경우가 대부분입니다.

1, 2기와 같이 초기의 치핵인 경우 흔하게 볼 수 있는 증상으로 일시

적으로 발생하는 출혈이나 갑작스럽게 혈전이 생길 수 있습니다.

이러한 경우에 적절한 약물치료와 좌욕 등의 비 수술적 치료만으로 증상을 완화시킬 수 있습니다.

이때 진단이 늦어져 잘못된 치료를 하거나 치료를 미루게 되면 치핵에 염증이 생기거나 진행하여 수술까지 해야하는 경우가 생길 수 있습니다.

따라서 치핵이 의심되는 경우에는 조기에 병원에 방문하여 정확한 진단과 치료를 받는것이 중요합니다.

Q2. 치핵을 약으로 치료할 수는 없나요? 약국에서 파는 약이 도움이 얼마나 되나요?

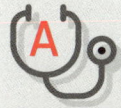

초기 치핵일 경우 약물치료 및 좌욕으로 증상이 호전되는 경우도 있습니다.

하지만 잘못된 치료나 치료시기를 놓치게 될 경우 수술해야 할 수 있으며 다른 질환을 치핵으로 오인하고 치핵에 대한 치료만 하였다가 오히려 문제가 심각해지는 경우도 많아 조기에 병원에 방문하여 치료 받는것이 좋습니다.

• **자세히 설명해 드립니다.**

치핵의 치료에 가장 많이 사용되는 약은 "디오스민"이란 성분의 약입니다.

이는 약해진 혈관 벽의 긴장도를 증가시키며 염증반응을 억제하여 통증이나 붓기를 감소시켜 주는 약입니다. 따라서 다양한 혈관 질환의 치료에도 사용되며, 치질 이외에 정맥류 개선에도 도움을 줍니다.

국소마취, 살균, 피부 재생을 도와주는 연고 역시 치핵의 증상이 심할 때 도움이 될 수 있습니다. 하지만 이러한 연고들은 간혹 소양증이나 피부염 등의 부작용을 유발할 수도 있습니다.

외래에서 항문주위농양이나 치루, 항문소양증, 곤지름 등의 질환을 치핵으로 오인하고 임의로 치핵에 대한 치료만 하였다가 증상이 아주 심해져 내원하는 경우를 자주 볼 수 있습니다.

이러한 경우는 초기에 병원에 와서 치료를 받는 것보다 치료 기간이 더 길고 치료 후에도 이미 정상조직들이 손상을 많이 받아 후유증이 오는 경우도 많습니다.

따라서 치핵이 의심되는 경우 조기에 병원에 방문하여 정확하게 진단받고 조기에 치료하고 예방함으로써 수술해야 하는 상태까지 진행하지 않도록 하는 것이 좋습니다.

Q3. 치핵은 수술해도 재발한다고 하던데 그래도 수술해야 하나요?

> **A** 치핵의 거의 대부분이 혈액공급을 해 주는 혈관을 따라 생기기 때문에 혈관을 포함하여 제대로 수술을 하였을 때 같은 부위에서 치핵이 재발하기는 어렵습니다.
> 남아 있는 항문 조직에서 치핵이 다시 생길 수는 있겠지만, 혈관이 없는 부위에서 증상을 일으킬 만한 치핵이 생기기는 어렵습니다.

• **자세히 설명해 드립니다.**

많은 분들이 치핵 수술에 대해 상담하실 때 "어차피 재발한다던데 가급적 수술을 하지 않는 것이 좋지 않느냐."고 이야기 합니다.

치핵은 사실 항문 안쪽의 점막조직 어디에나 생길 수 있어 한번 수술한다고 평생 예방이 되는 것은 아닙니다.

하지만 치핵의 거의 대부분이 항문에 혈액공급을 하는 상치정맥얼기(Superior hemorrhoidal venous plexus)를 따라 생기기 때문에 상치정맥얼기를 포함하여 수술 해 주게 되면 다시 치핵이 생기기는 어렵습니다.

수술한 곳 이외의 부위에도 치핵이 생길 수는 있지만 치핵에 혈액공급을 하게 되는 주 혈관이 제거되었다면 치핵이 증상이 생길 정도로 많이 커질 가능성은 매우 적습니다.

또한 수술 시 향후 문제가 생길 것처럼 보이는 부분들은 미리 제거하게 되면 이러한 재발 가능성은 더욱 떨어지게 됩니다.

실제로 연구를 보면 재발로 인해 재수술을 받게 되는 경우는 10년 정도 관찰하였을 때 10% 미만으로 나타나고 있으며, 치핵 환자의 93% 이상이 치핵절제술 후 만족한다는 보고가 있습니다.

따라서 재발할 것이 두려워 아프고 불편한 상태를 억지로 버티면서 치질 수술을 미루는 것은 바람직하지 않습니다.

Q4. 치핵 수술방법은 어떤 것이 있나요?

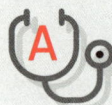
치핵의 수술적 치료 방법에는 밴드 결찰술, 치핵 절제술, 자동문합기를 이용한 방법 등이 있습니다.

• 자세히 설명해 드립니다.

밴드 결찰술은 튀어나온 치핵 덩어리를 특수한 고무밴드 결찰기를 이용하여 고무줄로 묶어 제거해 주는 방법이며, 1~2기의 치핵에서 효과가 좋다고 알려져 있습니다.

내치핵으로 들어가는 혈액공급을 차단해 치핵 조직이 괴사가 되어 대략 수술 후 7~10일 부근에 밴드로 묶어 놓은 치핵이 저절로 떨어져 나가게 되는 방법입니다. 떨어져 나간 부위는 흉터를 만들면서 뒤쪽의 점막에 고정이 되어 증상의 호전을 보이게 됩니다.

비교적 단순한 방법이지만 심한 내치핵 및 외치핵에서는 시행하기 어렵고 한 번에 시행할 수 있는 숫자에 제한이 있습니다.

치핵절제술은 가장 기본적인 방법으로 고대 그리스와 로마시대부터 시행되었다고 합니다.

치핵의 근본적인 치료를 위해 늘어난 피부와 치핵 점막조직 자체를 제거해 주고 치핵에 혈액 공급을 하는 혈관을 묶어 주는 수술입니다.

가장 오랫동안 시행되어 온 치료인 만큼 검증된 방법이며 가장 널리, 안정적으로 많이 시행되고 있는 수술 방법입니다.

자동문합기를 이용한 수술은 치핵 자체를 잘라내 주는 것은 아니며, 치상선 위쪽에서 늘어진 조직을 절제하여 항문 점막을 안쪽으로 끌어당겨 주며, 치핵에 들어가는 혈관을 차단해서 치핵 조직을 위축시키는 방법입니다.

기존 치핵수술법보다 일반적으로 회복이 비교적 빠르며, 수술 후에도 비교적 통증이 적다고 알려져 있습니다.

그러나 모든 치핵에서 적용되는 것은 아니며, 외치핵, 피부 꼬리 등이 같이 있을 경우 추가적으로 절제술을 같이 해야 하는 경우가 있습니다.

〈밴드 결찰술〉

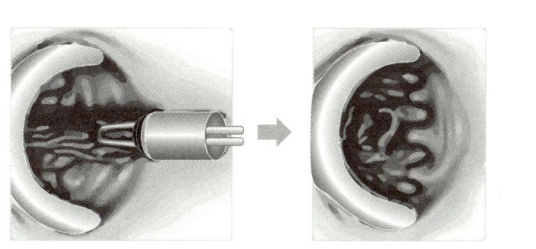

1. 튀어나온 치핵 덩어리를 특수한 고무밴드 결찰기를 이용하여 잡음.
2. 고무줄로 묶어줌.

〈치핵절제술〉

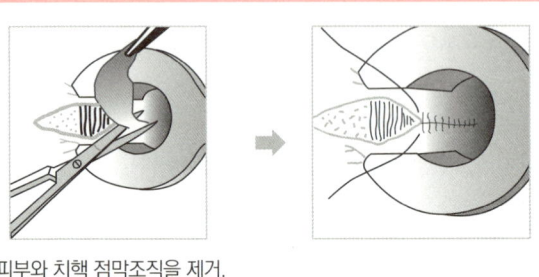

1. 늘어난 피부와 치핵 점막조직을 제거.
2. 혈관을 결찰하고 잘라낸 점막을 봉합.

〈자동문합기를 이용한 수술방법〉

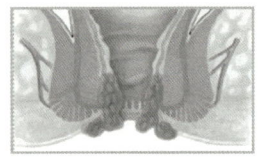

1. 내치핵이 발생한 항문.

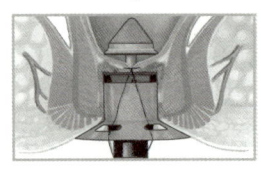

2. 자동문합기를 삽입하여 수술.

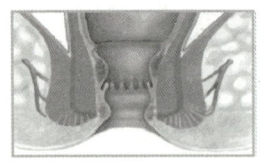

3. 수술 후 치핵이 항문 안쪽으로 복원.

Q5. 수술하는 날 어떤 과정을 거치게 되나요? 치핵 수술시간은 얼마나 걸릴까요?

> **A** 환자상태 최종확인, 수술 설명 및 동의서 작성, 관장(필요시), 수액 연결, 마취, 수술, 수술 후 마무리의 과정을 거치게 되며 수술시간은 보통 10~30분 정도 소요됩니다.

• 자세히 설명해 드립니다.

치질수술을 받으러 병원에 오시면 동반질환이나 약물 알레르기, 이전에 수술 받은 적이 있는지, 수술 전 검사 결과에 이상이 있는지에 대해 다시 한 번 확인합니다.

특별히 문제가 없다면 마취 방법에 대해 설명하고 적합하다고 생각되는 마취 방법을 결정합니다. 현재 환자의 상태와 대략적으로 예상되는 수술 방법, 수술 후 혹시라도 발생할 수 있는 합병증에 대한 설명을 듣고 동의서를 작성하게 됩니다.

수술 전 필요시 가볍게 관장을 하여 장을 비우고 약물 주입을 위한 수액을 연결하고 수술실로 이동하게 됩니다.

수술실에서 자세를 잡은 후 마취, 소독 수술을 받게 됩니다.

항문 안쪽을 소독하여 병변을 확인한 뒤 어느 정도까지 어떠한 방법으로 수술을 할지 최종적으로 결정한 다음 수술을 하게 됩니다.

모든 수술이 마무리되면 상처를 소독하고 병실로 이동하게 됩니다.

수술 시간은 보통 10~30분 정도 소요되지만 상태에 따라 편차가 매우 큽니다.

Q6. 치질 수술을 할 때 마취는 어떻게 하나요? 수술할 때 통증이 심한가요?

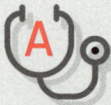 치질 수술을 하기 위해서 시행하는 마취에는 전신마취, 부위마취(척추마취, 미추마취), 국소마취가 있습니다.

수술시 통증으로 환자가 움직이게 되면 위험할 수 있고 깨끗하게 수술하기가 어려워 통증이 없도록 확실하게 마취를 하고 수술을 하게 됩니다. 다만 일부 마취를 시행할 때 장이 당겨지는 것과 같이 아랫배가 당기는 불쾌한 느낌이 일시적으로 발생할 수는 있습니다.

• 자세히 설명해 드립니다.

치질 수술시 자칫 마취가 부족하여 환자가 항문을 조이거나 심하게 움직일 경우 위험한 상황이 생길 수 있어 항문과 항문을 조이는 괄약근 부위에 통증이 없이 확실하게 마취가 되어야만 안전하고 깨끗하게 수술이 가능합니다.

이렇게 마취하는 방법에는 부위마취(척추마취, 미추마취), 국소마취, 전신마취가 있습니다.

부위마취에는 척추마취, 미추마취가 있으며, 이것은 중추신경축을 차단하여 신체 일부분만을 마취시키는 방법입니다.

척추마취는 허리 부위에 긴 바늘을 삽입하여 척추 강 내로 약물을 주입하는 방법입니다. 일반적으로 항문 수술을 위해서는 배꼽 아래 정도에서 감각 및 운동신경이 차단되는 정도로 마취하게 됩니다. 간혹 바늘로 인한 구멍으로부터 뇌척수액이 새어 나오면서 두통이 발생하기도 하며 교감신경이 차단되면서 혈압이 떨어지거나 구역, 구토, 배뇨곤란 등의 합병증이 발생할 수도 있습니다.

미추마취는 꼬리뼈 마취라고 말하기도 하며 꼬리뼈 부위에 약물을 주입하여 항문 주위의 감각신경만을 억제하는 방법입니다. 이러한 방법은 감각신경만을 선택적으로 차단하기 때문에 수술 후 바로 움직이는 것이 가능하지만 일부 환자에게 있어서 미추마취가 되지 않는 경우도 있습니다.

국소마취는 항문 주변의 괄약근 및 피부에 국소마취제로 마취를 하는 방법입니다. 정확한 위치에 적절한 양으로 약물 주입을 해 주어야 하며, 제대로 마취가 되지 않으면 괄약근 이완이 충분하지 않아 수술이 깨끗하게 이루어지기 어려울 수 있고, 항문 주변으로 염증이 발생할 수 있습니다. 항문 주변에 혈관 분포가 많아 부작용이 생길 수 있으므로 시술자의 경험이 매우 중요합니다.

전신마취는 환자의 자발적 호흡이 없는 정도까지 마취를 한 후 인공적으로 호흡을 하도록 하는 마취입니다. 마취의 단계가 깊어 괄약근 이완, 통증 조절이 가장 확실하지만 특수 장비가 필요하며 전신마취에 따른 부작용들이 생길 수 있습니다. 혈전용해제를 중단하기 어려운 환자들처럼 다른 마취를 하기가 어려운 환자들에게 고려해 볼 수 있습니다.

이렇듯 항문 수술을 하기 위한 마취 방법에는 여러 가지가 있으며, 환자의 상태, 동반 질환 등 여러 가지 상황을 고려하여 마취 방법을 선택하는 것이 중요하고 제대로 마취가 된다면 수술시 통증은 거의 없습니다.

Q7. 치핵 수술을 해야 한다고 하는데 임신 계획이 있는 경우 수술은 언제 하는 것이 좋은가요?

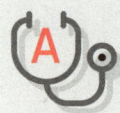 치핵이 있는데 임신 계획이 있다면 수술은 임신 전에 받는 것이 좋습니다.

• 자세히 설명해 드립니다.

외래로 오시는 많은 여성분들이 "어차피 아기 낳고 나면 치질이 생긴다던데 아기 낳고 치질수술 하는 것이 좋지 않으냐?"라고 물어보시는 경우가 많습니다.

치핵은 임신과 분만 중에 특히 심해질 수 있습니다.

임신시에는 증가된 복압과 체중 및 혈액량의 증가, 프로게스테론 호르몬에 의해 장운동이 저하되어 변비가 생기고 치핵이 악화될 수 있습니다.

또한 분만하는 과정에 있어서 생기는 엄청난 압력으로 임신 중 심해진 치핵이 갑자기 빠져나오거나 심할 경우 혈전을 형성하여 극심한 고통을 유발하는 경우도 있습니다.

임신 이전에 치핵이 전혀 없었던 산모의 경우 임신 중 치핵이 발생하였다면 분만 후 어느 정도 시간이 지나게 되면 대부분은 가라앉게 됩니다.

하지만 임신 이전에 치핵이 있었던 산모의 경우 임신 중 급성 탈홍(직장이 항문 밖으로 나오는 것)이나 혈전 등의 심각한 증상을 유발할 가능성이 높으며, 분만 후 시간이 지나도 완전히 가라앉지 않고 이전보다 증상이 심해지는 경우가 대부분입니다.

무엇보다도 임신 중 발생한 치핵일 경우 약물치료에 대한 거부감이 심하고, 수술에 대한 위험도 역시 임신하지 않았을 때보다 높아질 수 있습니다. 또한, 임신 초기에는 뜨거운 물에 하는 좌욕 역시 태아의 신경 발달에 영향을 줄 가능성이 있다고 하여 치료가 어려운 경우가 많고 분만 후까지 심하게 고생하는 경우가 많습니다.

따라서 임신 준비 중인 여성분은 미리 진료를 보아 수술이 꼭 필요한 경우라면 가급적 임신 전에 수술을 받은 후 치질에 대한 위험성을 줄인 상태에서 임신을 준비하는 것이 바람직합니다.

Q8. 임신 중에 치핵이 심해졌는데 치료는 어떻게 하나요?

> **A** 증상이 심하지 않다면 임신 후 산욕기가 끝날 때까지 약물치료, 좌욕을 하면서 지켜보는 것이 좋지만 급성 탈홍, 혈전이 심한 경우에는 임신 중 혹은 분만 직후에 수술을 하기도 합니다.

• 자세히 설명해 드립니다.

임신 중 치핵이 심해졌다면 가능하다면 좌욕을 자주 해 주고 임신 초기 이후에는 약물치료 등을 병행해 볼 수 있습니다.

변비나 설사가 있다면 치핵의 증상이 훨씬 더 심해질 수 있으므로 변비나 설사가 생기지 않도록 스트레스 관리 및 식이요법을 병행해야 합니다.

임신 전 치핵이 전혀 없었던 산모들은 임신 중 치핵이 생기면 대부분 혈전성 외치핵인 경우가 많고 이러한 경우는 분만 후 산욕기가 지나면 대부분 가라앉게 됩니다.

좌욕 및 약물치료를 병행하면서 증상을 완화시켜 볼 수 있으며 이러한 약들은 임신 초기를 제외하고는 태아에게 크게 영향을 주지 않는다고 되어 있습니다.

급성 탈홍이나 혈전이 심하게 생긴 경우에는 임신 중이더라도 수술을 진행하거나, 분만 후 초기에 수술을 하기도 합니다.

임신 중에 수술을 받는 것이 태아에게 아주 위험한 경우는 드물지만 환자 및 의사가 심리적으로도 매우 불안할 수 있으며 수술시 엎드려 있는 자세가 불가능한 경우에 수술이 어려워질 수도 있고, 수술 후 약물 사용에도 제한이 생길 수 있습니다.

실제로 외래에서 임신 전 치질 수술을 미루다가 임신하고 나서 치질이 문제가 되어 고생하신 산모 분들을 너무 많이 보아 왔기 때문에 문제가 될 만한 치질들은 가급적 임신 준비 전 치질 수술을 받을 것을 권해 드리고 있습니다.

Q9. 고령인데도 치핵 수술을 해야 하나요?

> **A** 치핵 수술은 위험하거나 큰 합병증이 생길 가능성이 낮은 어렵지 않은 수술입니다. 따라서 치핵이 심한 경우 고령이라도 치핵 수술을 받는 것이 좋습니다.

• **자세히 설명해 드립니다.**

증상이 심하지 않은 치질들은 동반질환이 있는 고령 환자일 경우 약물치료나 좌욕 등을 하면서 더 심해지지 않게 관리해 주는 것이 좋습니다. 이렇게 증상이 심하지 않은 경우에는 수술을 미리 받을 필요는 없습니다.

하지만 치핵 수술이 위험하거나 어려운 수술은 아닙니다.

치핵이 심해서 출혈이 지속적으로 발생하는 경우, 혹은 치핵이 자주 혈전이 터지면서 통증이 심한 경우, 감돈 되어 괴사하는 경우 등은 결국에 수술을 피할 수는 없습니다.

이러한 문제가 생기는 경우에는 고령이라고 미루기보다는 조금이라도 빨리 수술 받는 것이 더욱 안전하며, 수술로 인한 위험성 역시 낮아지게 됩니다.

또한 나이를 먹을수록 동반질환이 많아질 수 있고 회복속도가 늦어지거나 합병증이 생길 수 있기 때문에 치질로 인해 불편한 증상들이 많다면 통증이나 출혈이 아주 심하지 않더라도 미리 수술을 받아 치질을 해결하는 것이 장기적으로 보았을 때도 바람직합니다.

실제로 오랫동안 치질이 있었던 환자분들이 대장암이 생겼는데 출혈이나 점액 등이 치질 때문에 생긴 증상이라고 생각하여 치료를 미루어 병이 진행한 상태로 내원하시는 경우도 종종 있습니다.

따라서 치질이 있으면 고령이라고 하더라도 수술을 하는 것이 좋을지, 약물치료로 유지하는 것이 좋을지 정확한 판단을 위해 병원에 방문하시어 진료를 받는 것이 바람직하겠습니다.

Q10. 소아치질도 수술이 필요한가요?

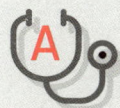 소아환자에서 수술이 필요한 치질은 드물지만 수술을 해야 하는 경우도 있습니다.

• 자세히 설명해 드립니다.

외래로 오는 소아환자에게서 가장 흔한 항문질환은 항문이 찢어져서 내원하는 치열입니다.

주로 변비로 인해 생기는 경우가 가장 흔하며 변비를 치료하고 좌욕, 연고만 발라도 좋아지는 경우가 많습니다.

하지만 오래 방치할 경우 통증으로 인해 배변하는 것을 참게 되며 변비가 더욱 심해지게 되고 상처가 더욱 악화되는 악순환이 생길 수 있으므로 일찍 내원하여 빨리 치료를 시작하는 것이 바람직합니다.

혈전성 외치핵으로 내원하는 경우도 간혹 있으며 대부분 좌욕하고 연고만 발라도 좋아지는 경우가 많지만 혈전이 아주 심해 통증이 심하다면 수술을 고려하기도 합니다.

성인과 같은 내치핵으로 내원하는 경우는 어린 소아에서는 극히 드물지만 사춘기 부근의 소아에서는 간혹 볼 수 있습니다. 증상이 아주 심하지 않다면 약물치료 및 좌욕으로 최대한 수술을 미룬 뒤 완전히 성장한 후 수술을 받는 것이 좋을 수 있지만 정확한 진단과 제대로 된 치료, 적합한 수술 시기를 결정하기 위해 진료를 보는 것이 좋습니다.

항문주위농양이나 치루는 어린 남자아이에게 많이 생기며 항생제를 포함한 약물치료를 하거나 배농 등 수술적 처치를 조기에 해 주는 것이 도움이 될 수도 있습니다.

소아의 항문질환은 성인보다 더 진단하기가 어렵고 조기에 적극적으로 치료해 주는 것이 중요하기 때문에 미루지 말고 병원에 방문하시어 정확한 진단과 치료시기를 놓치지 않도록 하는 것이 중요하겠습니다.

Q11. 보험 때문에 진료비 세부 내역서를 발급해 달라고 했더니 치질수술은 포괄수가제라 세부내역서가 없다고 해요. 포괄수가제가 뭔가요?

A 포괄수가제란 환자가 정해진 진단으로 치료받게 될 경우에는 진료 받은 내용이나 양에 관계없이 미리 정해진 일정액의 진료비를 부담하는 제도를 말합니다.

• **자세히 설명해 드립니다.**

진료비를 계산하는 방법에는 "행위별수가제"와 "포괄수가제"라는 것이 있습니다.

행위별수가제란 환자가 받는 진찰, 검사, 수술, 주사, 투약, 처치 등 각각의 치료 행위에 대해 계산하여 진료비를 책정하는 방식입니다.

포괄수가제란 환자가 받는 치료 행위의 종류와 양에 상관없이 진단 및 수술방법에 따라 진료비가 정해져 있는 방식입니다.

외과에서 포괄수가제로 정해진 질병은 항문수술(치핵, 치열, 치루, 항문주위농양 수술 등), 탈장수술(서혜 및 대퇴부), 맹장수술(충수절제술)이 있습니다.

이외에도 안과(백내장 수정체 수술), 이비인후과(편도 및 아데노이드 수술), 산부인과수술(제왕절개, 분만, 악성을 제외한 자궁 및 난소 부속기 수술)이 포괄수가제로 지정되어 있습니다.

여기서 분류된 각각의 질병군에 대해 중증정도에 따라 세분화되어 최종 진료비가 책정됩니다.

간단하게 비유하여 비교해 보자면 행위별수가제는 일반 음식점에서 음식을 시키고 나중에 시킨 종류와 양을 합해서 계산해서 지불하는 방식과 비슷하며, 포괄수가제는 뷔페식 음식점에서 어떤 음식을 얼마를 먹든 간에 일정 금액을 지불하는 방식과 비슷합니다.

국립암센터 대장암센터 출신 대장항문외과 개원의들이 자세히 알려드립니다.

I. 치핵

3. 치핵의 수술 전후 관리

Q1. 치질 수술 후 어떤 음식을 피해야 하고 어떤 음식이 좋을까요?

> **A** 알코올, 항문에 자극을 줄 만한 매운 음식, 설사나 변비를 유발시킬 수 있는 음식들은 피해야 하며 섬유질이 많은 음식과 영양분이 풍부한 음식을 골고루 잘 섭취해야 합니다.

• 자세히 설명해 드립니다.

치질 수술 이후에는 항문에 여러 군데 상처가 생기게 되며 섭취하는 음식에 따라 배변 상태가 달라져 수술한 부위에 영향을 줄 수 있습니다.

알코올은 혈관이 충혈되게 하며 염증반응을 증가시키고 설사 등을 유발할 수 있고 매운 음식 역시 배변하는 과정에 있어서 상처에 큰 자극을 줄 수 있으므로 절대로 드시지 않는 것이 좋습니다.

유제품, 지방이 많은 식품들은 설사를 유발할 수 있으므로 조심해야 합니다.

이외의 음식은 평소에 드셔서 별 탈이 없었다면 골고루 섭취하는 것이 좋습니다.

　물을 충분히 마시고 섬유질 식사를 해서 변비나 설사를 예방하는 것이 중요합니다.

　특히 섬유질을 충분히 섭취하여 수술 후 변이 단단하지 않으면서도 어느 정도 형태를 유지하면서 배변하는 것이 수술 후 항문협착을 예방하는 데 있어 중요합니다.

　간혹 수술 후 배변할 때의 통증에 대한 두려움 때문에 일부러 음식을 드시지 않는 환자분들이 계십니다.

　배변을 평생 하지 않고 살 수 있으면 모를까, 언젠가는 변을 봐야 한다면 변이 안에서 굳어 단단하고 힘들게 변을 보는 것보다 매일 부드럽게 변을 보는 편이 항문 상처에는 더 낫습니다.

　또한 수술 후 상처도 영양분이 충분해야 빠르게 회복되므로 섬유질만 고집하지 말고 여러 영양분을 골고루 충분히 드시는 편이 좋습니다.

Q2. 치질 수술 후 진물은 언제까지 나고 음주나 운동 등 일상생활은 언제부터 가능한가요?

> **A** 치질 수술 후 진물은 3~4주 사이에 줄어들게 됩니다. 음주나 운동은 대개 진물이 멎으면 조심스럽게 시작해 볼 수 있지만 치질의 상태와 수술 방법 등에 따라 편차가 크므로 담당의사와 상의하는 것이 정확합니다.

• 자세히 설명해 드립니다.

수술 후에는 정상적으로 약간의 진물과 출혈이 있을 수 있습니다.

항문은 계속적으로 배변을 하기 때문에 수술 후 항문의 상처는 정도의 차이는 있지만 대개 3~4주 사이에 아물게 됩니다.

따라서 아물게 될 때까지는 계속해서 진물이 나오고 때로는 약간의 출혈이 있을 수 있습니다. 진물은 처음에는 연하게 나오다가 점점 색깔이 진하고 노란색으로 변하면서 양이 줄어들게 되고 결국에는 없어집니다.

간혹 잘 씻고 거즈를 자주 갈아주는 데도 불구하고 진물에서 아주 고약한 냄새가 나는 경우가 있는데 이때에는 염증이 생긴 것일 수도 있으니 반드시 의료진에게 진찰을 받아 보아야 합니다.

거즈를 끼워도 진물이 묻어나지 않게 되면 상처가 거의 아문 상태입니다. 이때부터는 가벼운 운동이나 수영, 음주 등을 조심해서 시작해 볼 수 있습니다.

  하지만 항문의 수술한 상처는 아문 직후에는 매우 약하기 때문에 조그마한 자극에도 쉽게 찢어질 수 있습니다.

  따라서 진물이 멎어 아물었다 하더라도 초반에는 너무 과격한 운동이나 과음은 조심하는 것이 좋습니다.

  치질의 상태와 개수, 동반질환, 수술 방식 등에 따라 회복되는 경과가 달라질 수 있으므로 일상생활 복귀나 음주, 운동 등의 시기는 수술한 담당 의사와 상의하는 것이 가장 정확합니다.

Q3. 수술 후 식이섬유는 꼭 먹어야 하나요?

>   식이섬유를 많이 복용하게 되면 변이 단단하지 않고 부드럽게 잘 나와 수술 후 통증이 적고 회복에도 도움이 됩니다. 특별한 부작용이 없다면 복용하는 것이 좋습니다.

• 자세히 설명해 드립니다.

  식이섬유는 장 안에서 소화되지 않고 몸 밖으로 배출되는 고분자 탄수화물입니다. 일반적으로 채소나 과일, 해조류 등에 많이 들어 있습니다.

이러한 식이섬유를 복용하면 대변의 양을 증가시키고 대변이 수분을 더욱 많이 흡수하게 되어 변이 굵더라도 단단하지 않고 부드럽게 나올 수 있도록 도와줍니다.

특히 수술 후 항문이 아무는 과정에 있어서 상처부위가 수축하여 항문이 작아질 수 있는데 이 시기에 식이섬유를 충분히 복용하면 항문 협착도 예방하는 효과가 있습니다.

식품으로 섭취할 경우 식이섬유의 효과를 보기 위해서는 상당히 많은 양을 섭취해야 하므로 수술 후에는 식이섬유를 함유한 보조식품을 처방하기도 합니다.

수술 후 보조식품으로 가장 많이 쓰이고 있는 식이섬유는 차전자피 성분의 가루입니다.

차전자피는 질경이 씨앗의 껍질이며 콜레스테롤 개선효과 및 다이어트에도 도움이 됩니다. 수분을 아주 많이 흡수해서 팽창하는 성질이 있으므로 차전자피 가루를 복용한 후에 물을 많이 드시는 것이 효과가 좋습니다.

간혹 가스가 많이 차거나 설사를 하기도 하며, 특히 과민성 대장 증후군이 있는 경우는 증상이 더욱 심해질 수 있는데 이러한 경우에는 복용을 중단하고 의사와 상의하는 것이 좋습니다.

Q4. 치질에 좋은 운동과 나쁜 운동은 무엇인가요?

> **A** 요가, 수영과 같이 복압이 올라가지 않으면서 혈액순환에 도움이 되는 운동이 좋으며 배변 활동을 원활히 해 줄 수 있는 유산소 운동도 도움이 됩니다.

• 자세히 설명해 드립니다.

치핵은 항문 안쪽의 혈관뭉치(정맥총)가 커져서 생기는 질환입니다.

이러한 혈관뭉치는 복압이 올라가는 상황에서 더욱 부풀어 오를 수 있습니다.

쪼그려 앉는 자세의 운동은 좋지 않으며, 복압이 많이 올라갈 만한 운동, 무거운 물체를 드는 운동, 등산이나 계단 오르기 등은 치질이 심할 때는 되도록 삼가는 것이 좋습니다.

골프나 야구 등의 운동도 공을 칠 때 순간적으로 복압이 올라가 항문에 힘이 가해지기 때문에 무리해서 하지 않는 것이 좋습니다.

장시간 자전거를 타는 경우 항문에 압력이 많이 가해지면서 마찰을 일으켜 혈전을 유발할 수 있습니다.

치질은 올바른 배변습관과 아주 밀접한 관계가 있습니다.

변비와 설사 모두 치질에 매우 나쁜 영향을 미치는데 걷기, 조깅 등의 유산소 운동은 신진대사를 활발하게 해 주고 장운동을 항진시켜 배변활동을 원활하게 해 주어 치질을 예방하는 데 도움을 줍니다.

요가, 스트레칭과 같이 복압이 올라가지 않으면서 혈액 순환에 도움이 되는 운동들은 치질을 예방하는 데 있어서 좋습니다.

수영은 중력의 영향을 받지 않으면서 복압 상승 없이 전신적으로 할 수 있는 운동이므로 치질 예방에 도움이 됩니다.

치질에 도움이 되는 여러 운동을 소개해 드렸지만 치질은 운동으로 근본적인 원인이 해결되거나 증상을 완전히 없애기는 매우 어렵습니다.

운동은 치질 진행을 늦추는 보조적인 역할임을 이해하고 치질이 있을 때 너무 방치하지 말고 조기에 병원에 방문하는 것이 중요합니다.

Q5. 수술 후 상처관리는 어떻게 하고 좌욕은 언제까지 해 주어야 하나요?

A 수술 후 상처는 소독할 필요 없이 자주 씻어 주시고 좌욕을 해 주면서 청결을 유지해 주는 것이 좋습니다. 좌욕은 37~40℃ 정도의 따뜻한 물을 받아 하루 2회 이상 5분 정도 해 주시면 됩니다.

• 자세히 설명해 드립니다.

항문은 분변에 의해서 쉽게 오염될 수 있는 부위이기 때문에 수술 후 소독약으로 소독하는 것은 큰 의미가 없습니다.

수술 후에는 소독하는 대신 항문 부위를 청결하게 해 주기 위해서 배변 후 깨끗하게 씻고 좌욕을 해 주는 것이 좋습니다.

좌욕은 항문 괄약근의 긴장을 풀어 주어서 수술 후 통증을 줄여 주고,

상처에 끼인 분변 찌꺼기와 진물을 제거하여 염증이 덜 생기도록 해 줍니다.

좌욕을 하는 방법은 좌욕판에 아무것도 섞지 않은 40℃가량의 따뜻한 물을 받아 좌변기나 의자에 올려놓고 다리에 힘을 쭉 빼고 털썩 주저앉아 긴장을 풀고 해야 합니다. 시간은 한 번에 5분 정도, 하루에 최소 아침, 저녁 2회 이상 하시는 것이 좋습니다.

장시간 좌욕하는 경우 항문에 가려움을 느끼게 되는 소양증을 유발할 수 있으므로 한 번에 지나치게 오랫동안 좌욕하는 것은 피하는 것이 좋습니다.

대변을 보고 난 이후에는 휴지로만 닦지 마시고 샤워기로 항문 부위를 깨끗하게 씻어 준 뒤 거즈나 수건으로 닦거나 드라이기로 말린 후 거즈를 2~3장 끼워 둡니다.

비데는 수술 직후에는 수압이 너무 셀 수 있어 상처에 무리를 줄 가능성이 있으므로 추천 드리지는 않습니다.

거즈가 젖게 되면 자주 교체해 주는 것이 좋습니다.

대략적인 상처 관리의 방법이나 좌욕법에 대해 설명해 드렸지만, 수술 당시의 상태나 환자의 상태에 따라 상처관리의 방법이 달라질 수 있기 때문에 수술한 의료진과 반드시 상의해 보아야 합니다.

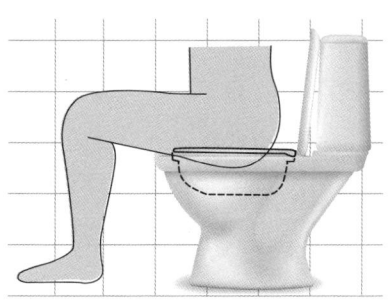

Q6. 수술 후 훈증기, 좌훈기, 비데 등을 써도 되나요?

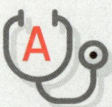 수술 후의 상처는 감염이 되기 쉽고 매우 약해져 있는 상태입니다.
따라서 항문에 자극을 많이 줄 수 있는 훈증기, 좌훈기, 비데 등은 수술 직후에는 사용하지 않는 것이 좋습니다.

• 자세히 설명해 드립니다.

치질 수술 후에는 항문에 여러 개의 상처가 생기게 됩니다. 특히 항문은 배변을 하는 기관이기 때문에 꾸준히 소독을 하는 것보다 틈틈이 따뜻한 물로 좌욕을 하는 것이 좋습니다.

가끔 훈증기나 좌훈기로 항문을 따뜻하게 해 주어도 되는지 여쭈어보시는 분들이 계십니다.

의학적으로 안전성이 확실하지 않은 훈증기나 좌훈기 등은 열이 골고루 전달되지 않고 수술 직후의 항문은 감각이 온전하게 회복되지 않은 상태로 온도가 많이 올라갔을 때 이를 제대로 인지하지 못할 수도 있습니다.

물을 중간매개체로 해서 여러 부위를 골고루 안정적으로 따뜻하게 해 주는 좌욕과는 달리 훈증기, 좌훈기 등은 갑작스럽게 온도가 올라가거나 한 부위에만 집중적으로 열전달이 될 수도 있어 화상의 위험성이 있고, 상처를 건조하게 만들어 피부가 민감해질 수 있습니다.

수술 후 비데 사용은 비데가 항문에 묻어 있는 대변을 세척해 주는 목적이므로 비데의 센 수압이 수술 이후의 상처에 자극을 줄 수 있습니다.

또한 비데는 공용으로 사용하였을 때 균 감염의 위험성도 배제할 수 없기 때문에 수술 이후 상처가 완전히 아물어 진물이 나지 않을 때까지는 가급적 쓰지 않기를 권유합니다.

Q7. 수술 후 대변이 안 나와요. 관장을 해도 되나요?

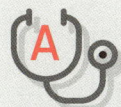

수술 후 변이 잘 나오지 않으면 필요할 경우에 관장을 할 수도 있습니다.

하지만 수술 직후에는 항문 상처가 약해져 있고 혈관 결찰을 해놓은 부위 등에 문제가 생겼을 때 대량 출혈 등 위험한 상황이 생길 수 있으므로 반드시 병원에 방문하여 관장을 하는 것이 좋습니다.

• 자세히 설명해 드립니다.

치질 수술을 하기 전에 관장을 하는 경우에는 장 안에 있는 변들이 시원하게 모두 나오게 되면 다시 변이 만들어질 때까지의 시간이 필요하며, 수술 당일은 금식 시간이 길어지기 때문에 매일 변을 보시던 분들도 수술 하시고 나면 하루이틀 정도 배변을 늦게 할 수도 있습니다.

자연스럽게 변을 보게 되면 가장 좋지만 장 안에 대변이 너무 오랫동안 남아 있게 되면 대변의 수분을 빼앗기게 되어 변이 단단해지게 되고, 그 후 힘들게 변을 보게 되면 수술 부위에 무리가 갈 수 있습니다.

따라서 수술 이후 오랫동안 변이 나오지 않는다고 한다면 무리해서 변을 보게 되는 걸 방지하기 위해 관장을 하기도 합니다.

하지만 수술 직후에는 항문 상처가 많이 약해져 있고, 항문 안쪽에는 혈관을 꿰매 놓거나 묶어 놓은 부분이 있는데 이때 잘못된 관장으로 이러한 상처들에 문제가 생겼을 때 대량 출혈 등 위험한 상황이 생길 수 있습니다.

따라서 항문 수술 직후 관장을 해야 한다면 임의로 관장을 하기보다는 어떤 부분을 어떻게 수술했는지 가장 잘 알고 있는, 혹시라도 문제가 생겼을 때 응급조치가 가능한 병원에서 상태를 확인하고 관장하는 것이 바람직합니다.

Q8. 수술 후 집 밖에서 대변을 보면 뒤처리는 어떻게 해야 하나요?

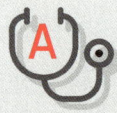
휴지로 가볍게 닦거나 거즈에 물을 적셔 닦아 주는 것이 좋습니다.

• 자세히 설명해 드립니다.

치질 수술 이후에는 배변 이후에 항문을 물로 깨끗하게 씻어 주는 것이 좋습니다.

그 외에도 틈틈이 좌욕을 해 주어 통증 완화 및 수술 부위 사이에 끼어있는 이물질도 제거해 주는 것이 좋습니다.

만일 물로 세척하기 어려운 환경에서 대변을 보시게 된다면 휴지로 가볍게 닦고 집에 돌아와 세척해 주거나 화장실에 들어가기 전에 거즈에 물을 적셔 닦아 주시는 것이 좋습니다.

물티슈를 사용하게 될 경우 개봉한 지 오래 되지 않고, 화학물질이 적은 깨끗한 물티슈를 사용하시는 것이 중요합니다.

공용으로 사용하는 비데는 비데 자체의 수압이 상처에 자극을 줄 수도 있고 여러 사람이 사용하는 경우 감염의 문제가 생길 수 있어서 추천하지는 않습니다.

다만 수압이 세지 않고 단독으로 사용하는 비데라면 사용해도 좋으며 수압이 낮은 휴대용 비데를 이용해서 세척해 주는 것도 좋습니다.

대변 등의 이물질들이 상처에 남아 염증이 생길 것을 걱정하여 휴지 등으로 무리해서 닦게 될 경우 상처가 자극을 받아 붓거나 심할 경우 출혈이 생길 수도 있습니다.

약간의 이물질이 묻었다고 해도 항문 주변은 혈액순환이 좋아 대부분 큰 문제없이 회복됩니다.

따라서 깨끗하게 뒤처리하기 위해 너무 무리해서 닦기보다 무리가 가지 않도록 조심스럽게 뒤처리 하고 가급적 빨리 물로 세척하거나 좌욕을 잘 해 주시는 것이 좋습니다.

Q9. 치질수술 후 어떤 자세가 좋나요? 일할 때 자세는 어떻게 해야 하나요?

> **A** 수술 후 상처 회복에 도움이 되는 자세는 엎드려 있거나 바로 눕거나 옆으로 누운 자세가 가장 좋습니다. 일을 할 때에는 한 자세로 오래 있지 않도록 하는 것이 좋습니다. 치질방석 등으로 항문에 가해지는 압력을 분산시켜 주는 것도 좋습니다.

• **자세히 설명해 드립니다.**

치질수술 후에는 오래 앉아 있는 자세가 좋지 않습니다.

특히 기마자세나 쪼그려 앉는 자세 등은 반드시 피해야 합니다.

만약 그런 자세로 일을 해야 한다면 의자를 깔고 앉아 복압이 올라가지 않도록 해 주는 것이 좋습니다.

가장 좋은 자세는 엎드려 있는 자세이며, 누워 있거나 옆으로 눕는 자세도 좋습니다.

한 자세로 오랫동안 앉아 있거나 서 있는 것은 항문에 압력을 주어 상처에 좋지 않습니다. 따라서 같은 자세로 계속 일하는 것을 피하고 오랜 시간 동안 앉아 있어야 하거나 장거리 운전을 하는 경우에는 1~2시간 정도 앉은 후에는 5~10분 정도 눕거나 서서 휴식을 취하는 것이 좋습니다.

또는 치질방석을 사용해서 항문에 가해지는 압력을 분산시켜 주는 것도 좋습니다.

Q10. 치핵을 예방하려면 어떻게 하는 게 좋을까요?

> **A** 치핵을 예방하기 위해서는 좋은 배변습관을 유지하는 것이 가장 중요합니다. 혈액순환을 원활히 하기 위해 스트레칭이나 좌욕을 해 주는 것도 좋으며 술은 치질을 확실하게 악화시키므로 가급적 금주하시는 것이 좋습니다.

• 자세히 설명해 드립니다.

치핵은 항문 안쪽의 혈관뭉치 및 조직들이 부풀거나 밀려 내려와 발생하게 되므로 이렇게 혈관이 부풀거나 항문 안쪽 조직들이 밀려 내려오는 자세를 예방하는 것이 치핵 예방에 중요합니다.

좋은 배변습관을 유지하는 것이 가장 중요하며 그렇게 하기 위해서는 채소나 과일과 같이 식이섬유가 풍부한 음식 및 유산균 등을 섭취하는 것이 좋습니다.

배변을 할 때에는 화장실에 오래 앉아 있지 않도록 하며 복압이 올라갈 만한 무리한 운동, 쪼그려 앉는 자세 등은 주의하는 것이 좋습니다.

항문의 혈액순환을 좋게 해 줄 수 있는 요가나 수영 등의 운동이 치질 예방에 도움이 됩니다.

술은 특히 치핵 증상을 악화시키며 실제로 술을 마신 이후 증상이 악화되어 외래를 방문하는 경우를 많이 볼 수 있습니다.

좌욕은 항문 주변의 혈액순환을 원활하게 해 주어 부풀어 오르거나 혈전이 생긴 혈관을 진정시켜 주는 효과가 있습니다.

평소에도 치핵이 악화되지 않도록 주의하면 좋겠지만, 일단 치핵의 증상이 심해졌거나 혈전이 생기게 되면 무리한 운동이나 약간의 음주 등 치핵을 악화시킬 만한 것들은 가급적 중단하고 좌욕을 틈틈이 해 주어야 합니다.

병원에 일찍 방문하여 약물 치료를 함으로써 치핵이 진행하는 것을 늦추는 것도 중요합니다.

너무 잦은 치핵의 재발은 일상생활에 제한을 줄 수 있으므로 조기에 수술적 치료를 고려해 보는 것도 좋습니다.

국립암센터 대장암센터 출신 대장항문외과 개원의들이 자세히 알려드립니다.

I. 치핵

4. 치핵의 수술 후 합병증

Q1. 치핵 수술을 하고 변이 샌다는 이야기도 있던데 어떤 합병증이 생길 수 있나요?

> **A** 치핵 수술 후 변실금은 거의 드뭅니다. 수술 후 통증, 출혈, 피부꼬리, 염증, 농양 등이 드물게 생길 수는 있으나 장기적으로 후유증을 유발할 만한 합병증이 생길 가능성은 극히 드뭅니다.

● 자세히 설명해 드립니다.

치핵 수술은 보통 괄약근과 치핵 조직을 분리해서 치핵 조직을 제거하고 특별히 항문이 좁은 경우가 아니라면 괄약근을 자르지는 않습니다. 따라서 일반적인 치핵 수술을 하고 난 뒤 항문 힘이 약해지거나 그로 인한 변이 새는 증상이 생기기는 어렵습니다.

치질이 심할 경우 수술 후 초반에 심한 통증으로 인해 항문에 힘을 제대로 주지 못해 변을 참지 못하는 경우는 종종 있지만 보통 통증이 좋아지는 2주 무렵이면 대부분 변을 참지 못하는 증상도 좋아집니다.

치루의 경우 질환 자체가 괄약근을 침범하고 수술 시에도 괄약근에 손상이 올 수밖에 없어 치루 수술 후에 실제로 항문 힘이 약해지거나 변실금이 생기기도 합니다.
대부분 환자들이 치루와 치핵을 구별하지 못하여 치핵 수술 이후에 변이 샌다는 이야기가 나오는 경우도 있습니다.
치루의 경우에도 수술 후 변이 샐 위험성이 있지만 수술을 미룰수록 변실금이 생길 가능성이 더욱 올라가게 되므로 변실금에 대한 걱정 때문에 수술을 미루는 일은 없어야 합니다.

치핵 수술을 하게 되면 혈관뭉치인 치핵을 제거하고 그와 연결되어 있는 혈관을 묶어 주게 되는데 나중에 이 실을 따로 제거할 수 없으므로 수술시에 녹는 실을 사용합니다.
실이 녹아 떨어지는 시기에 혈관이 막히지 않고 다시 열리면서 심하게 출혈이 되는 경우가 드물게 있으며 이때는 응급으로 수술을 해야 하기 때문에 빨리 병원에 방문해야 합니다.

수술한 상처 주변이 수술 초반에 많이 붓게 되면 풍선이 부풀었다가 바람이 빠지면 쪼글쪼글 해지는 것처럼 피부가 늘어지는 경우도 있습니다.
보통 2~3개월 정도 지켜보면 대부분 가라앉지만 그 후에도 지저분하게 남아있다면 대부분 간단하게 국소마취로 제거할 수 있습니다.

이외에도 수술부위에 염증이 생기거나 염증이 심해져 농양이 생겨 항생제 치료를 하거나 간단한 수술 등을 하게 되는 경우도 드물게 있으나 일반적으로 치핵 수술 후 심각한 합병증이 생길 가능성은 매우 적으며, 특히 장기적으로 후유증을 유발할 만한 합병증이 생길 가능성은 극히 드뭅니다.

Q2. 치핵 수술 후 통증이 심한가요? 얼마나 오랫동안 아픈가요?

> **A** 치핵 수술은 치핵의 심한 정도, 환자의 통증에 대한 민감도 수술방법 등에 따라 통증의 편차가 매우 심하지만 보통 수술 후 1주일 정도가 통증이 심하며 10일 정도 이후에는 많이 편해지고 2주가량이 지나면 대부분 좋아집니다.

• **자세히 설명해 드립니다.**

치핵 수술 이후 수술에 의한 직접적인 통증은 수술 후 2일까지가 가장 심합니다.

하지만 실제로 수술 후 마취약의 효과로 수술 당일은 수술이 끝나고 반나절 정도는 통증이 없습니다.

대부분 무통주사를 맞게 되는데 마취 효과가 떨어질 무렵이면 무통주사 효과가 나타나 무통주사가 끝날 때까지는 대부분 통증을 심하게 호소하지는 않습니다.

무통주사를 제거하고 변을 보게 되면 다시 통증이 심해질 수 있는데 통증은 1주일 정도까지가 심하고 10일 정도 이후에는 급격히 좋아지게 됩니다.

배변시에 통증이 특히 심하기 때문에 배변할 때 긴장을 하여 항문을 충분히 이완시키지 못하면 변을 보기가 힘들어져서 통증이 더 심해지는 악순환이 반복될 수 있습니다. 따라서 변을 보기 전후에 좌욕을 통해 괄약근의 긴장을 풀어 주면 통증을 완화시킬 수 있습니다.

연고를 바르고 진통제를 추가 복용해서 통증을 줄여 볼 수도 있습니다.

그렇게 해도 통증이 조절되지 않는 경우 병원에 방문하여 진통제 주사를 맞아 볼 수도 있습니다.

치핵이 아주 심하여 수술을 여러 군데 할 경우에 통증이 많이 심할 수 있고 극심한 통증으로 힘들어하시는 분들도 간혹 있습니다.

그러나 아무리 심하게 수술을 하더라도 시간이 지나면 어느 순간 통증이 없는 시기가 오게 됩니다.

치핵 수술이 하나도 아프지 않은 것은 아니지만 오랫동안 심하게 아픈 경우는 극히 드물며 통증을 조절할 수 있는 방법도 날이 갈수록 발전하고 있어 통증을 너무 두려워할 필요는 없습니다.

Q3. 치핵 수술 후 너무 아픈데 어떻게 하면 통증이 좋아질까요?

> **A** 치핵 수술 후 통증이 심할 경우 좌욕을 틈틈이 해 주고 통증이 극심해지기 전에 진통제를 복용해 주는 것이 좋습니다. 대부분의 치핵 수술 통증은 시간이 해결해 주므로 괴롭더라도 너무 조급하게 생각하지 마시고 하루하루 지내다 보면 어느 순간 좋아질 것입니다.

• **자세히 설명해 드립니다.**

치핵 수술 후 통증은 수술한 당일의 절개한 상처 및 지혈한 부위가 마치 화상을 입은 것처럼 타는 듯이 아플 수 있습니다.

요즘에는 보통 무통주사를 맞기 때문에 이 시기에는 대부분 통증을 심하게 느끼지 않습니다.

첫 배변 이후 통증이 심할 수 있습니다.

원활한 배변을 위해 식이섬유, 물 및 야채를 많이 섭취하고 필요할 경우 배변 완화제나 변을 너무 자주 볼 경우에 지사제 등을 사용하여 변 상태를 조절해 주어야 합니다.

간혹 배변 시 통증에 대한 걱정으로 괄약근을 충분히 이완시키지 못해 배변이 더욱 힘들어지고 이로 인해 다음번에 더 긴장하여 통증이 더 심해지는 악순환이 생길 수 있습니다.

따라서 배변 시 의식적으로 긴장을 풀도록 하며 매일 규칙적으로 배변하는 경우 변을 보기 전에 진통제를 미리 복용하거나 배변하기 전후로 좌욕을 하거나 좌욕을 하면서 배변을 하는 것이 배변통을 줄이는데 도움이 됩니다.

마취성분이나 통증 완화 성분이 있는 연고를 틈틈이 발라 주는 것도 도움이 되며 추가로 진통제를 복용하거나 그럼에도 조절되지 않는 통증일 경우 병원에서 진통제 주사를 맞아볼 수도 있습니다.

　　무엇보다 중요한건 아무리 심한 통증이라고 하더라도 늦어도 10일 이후면 호전되기 시작하여 시간이 지나면 좋아지기 때문에 지금 치핵 수술 후 통증이 너무 심한 분이 혹시 이 글을 읽고 계신다면 너무 조바심 내거나 힘들어하지 말고 느긋하게 기다려 보시기를 바랍니다.

Q4. 수술하고 피가 났어요. 어떻게 하면 될까요?

> **A** 　　수술 후 정상적으로 소량의 출혈은 생길 수 있습니다. 하지만 간혹 출혈량이 아주 많아 응급수술이 필요한 경우도 있습니다. 이러한 출혈이 발생할 경우에는 지체 없이 병원에 방문하여 조치를 받아야 합니다.

• 자세히 설명해 드립니다.

　　항문은 지속적으로 배변활동이 이루어지므로 상처가 아무는 데 많은 시간이 소요됩니다.

　　보통 수술 후 정상적으로 배변 시 소량의 출혈은 생길 수 있습니다.

　　변을 볼 때 변기에 피가 똑똑 떨어지거나 변 보고 닦을 때 피가 묻어

날 수도 있습니다.

  이러한 출혈은 배변 상태가 단단하거나 설사를 하는 등 좋지 않을 때 더 심하고 오래 지속될 수는 있지만 크게 문제되지는 않습니다.

  상처가 빨리 아물 수 있도록 배변 상태를 좋게 해 주고 좌욕을 자주 해 주면 도움이 됩니다.

  간혹 수술 후 심각한 출혈이 생기는 경우도 있습니다.

  치핵 수술 후 안쪽의 혈관을 묶어 주고 수술한 부위를 꿰매 주게 되는데 나중에 이 실을 따로 제거할 수 없으므로 수술할 때 녹는 실로 봉합을 하게 됩니다. 이 실은 저절로 녹아서 떨어지게 되므로 실을 제거하기 위해 다시 수술이 필요하거나 한 경우는 없습니다. 간혹 실이 녹아서 떨어질 때 묶여 있던 혈관이 다시 열려 심각한 출혈이 발생하는 경우가 있습니다.

  자동문합기를 이용하여 수술하는 경우에도 꿰매어 놓은 부위가 벌어지거나 문합기의 스테이플러가 큰 혈관을 관통했을 경우에도 심각한 출혈이 발생하는 경우가 있습니다.

  이렇게 문제가 있는 출혈일 경우 옷이 흠뻑 젖을 정도로 피가 나거나 선지처럼 검은 피가 울컥울컥 나오는 경우도 있는데 출혈이 급격하게 많은 양으로 생길 수 있고 응급수술이 필요할 수 있으므로 지체 없이 병원에 방문하여야 합니다.

Q5. 수술을 했는데도 뭔가 튀어나왔어요. 왜 생긴 거고 어떻게 하면 되나요?

> **A** 가장 흔하게 생길 수 있는 경우는 수술한 부위가 붓고 나서 붓기가 완전히 빠지지 않는 경우입니다. 보통은 어느 정도 시간이 지나면 대부분 호전되지만 간혹 완전히 좋아지지 않는 경우도 있으며 다른 질환과 감별이 필요할 수도 있으므로 진료를 보는 것이 바람직합니다.

• 자세히 설명해 드립니다.

가장 흔한 경우는 수술 부위 주변이 붓는 경우입니다.

수술 후 초기에 상처가 안정되는 과정 중에 정상적으로 상처 주변이 부풀 수 있습니다. 보통은 이러한 경우에 붓기가 빠지기를 지켜보면 대부분 가라앉지만 풍선에 바람이 가득 찼다가 바람이 빠질 때 쪼글쪼글해지는 것처럼 지나치게 붓거나 붓기가 빨리 빠지지 않으면 피부가 쪼글쪼글해지면서 피부꼬리로 남을 수도 있습니다.

따라서 초반에 많이 붓지 않도록 좌욕을 자주 해 주고 오래 앉아 있거나 많이 걸어 다니는 등 항문에 무리가 갈 만한 일은 조심하는 것이 좋으며, 변비나 설사가 생기지 않도록 조심해야 합니다.

약물치료로 증상을 호전시켜 볼 수도 있습니다.

최대한 붓지 않도록 하면서 최대한 빨리 붓기를 빼는 것이 좋지만 피부꼬리로 남을 경우 간단하게 제거할 수 있으므로 너무 스트레스 받거나 조바심 낼 필요는 없습니다.

치핵이 아주 심한 경우 한 번에 모든 부위의 치핵을 제거하지 못해 남아 있는 부분이 튀어나오는 경우도 있습니다.

한 번에 무리해서 수술을 할 경우 항문에 피부의 여분이 충분하지 않아 항문협착이 생길 수도 있습니다. 이렇게 치핵이 심할 경우 아주 심한 부분을 수술한 뒤 상처가 아물고 나서 필요한 부분을 재수술 하는 것이 안전합니다.

수술 후 붓기나 남은 치핵이 부은 경우 초기에 약물치료를 하는 것이 좋으며 간혹 외치핵이나 항문주위농양 등이 새로 생겨서 증상을 유발하는 경우도 있으므로 수술 후 완전히 좋아질 때까지는 외래를 꾸준히 다니면서 상처를 확인하는 것이 좋습니다.

Q6. 치핵이 나중에 대장암으로 발전할 수도 있나요?

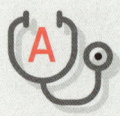 치핵이 치료하지 않는다고 암으로 발전하지는 않습니다.

• 자세히 설명해 드립니다.

치핵은 치료하지 않고 그냥 둔다고 하더라도 암으로 발전하지는 않습니다.

만성적인 치루의 경우 암으로 발전했다는 보고들이 있기는 하지만 매우 드문 경우입니다.

외래에서 간혹 치핵이 있는 환자분이 대장에 암이 동반되어 있는 경우 대장암 때문에 생긴 증상이 치핵 때문에 생긴 증상이라고 오해하여 검사나 치료 등을 미루고 방치했다가 오랜 시간이 지난 후 병이 진행하여 내원하는 경우가 간혹 있습니다.

치핵이 암으로 발전한 건 아니지만 치핵으로 인해 암에 대한 진단과 치료가 늦어져 나쁜 경과로 진행하는 경우인데 이러한 경우에 치핵이 심하기까지 하다면 암으로 인한 치료나 수술, 회복에도 영향을 미쳐 심하게 고생하기도 합니다.

따라서 치핵이 암으로 발전하는 것은 아니지만 증상이 있을 경우에는 미루지 말고 늦지 않게 병원에 방문하여 증상이 치핵의 증상이 맞는지 확인하고 추가로 필요한 검사가 있는지 진료를 받아야 합니다.

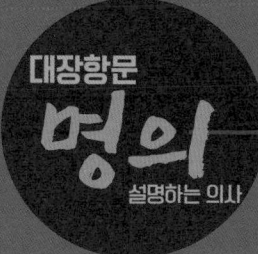

국립암센터 대장암센터 출신 5명의
대장항문외과 개원의들에게 묻는다.

II. 치루, 항문주위농양

1. 항문주위농양

Q1. 항문주위농양은 어떤 병인가요? _98
Q2. 항문주위농양은 왜 생기나요? _100
Q3. 항문주위농양의 증상은 어떤가요? 진단은 어렵나요? _101
Q4. 항문주위농양 수술은 어떻게 하나요? _103
Q5. 엉덩이에 작은 뾰루지 같은 것이 생겼는데 그냥 짜버리면 안 되나요? _104
Q6. 농양 수술 후 관리는 어떻게 하나요? 소독은 어떻게 하는 것이 좋나요? 좌욕을 해야 하나요? _105
Q7. 항문주위농양 재발을 예방하기 위해서는 어떻게 해야 하나요? _106

2. 치루

Q1. 치루가 뭔가요? 치루와 항문주위농양은 어떤 관계인가요? _108
Q2. 치루는 왜 생기나요? 어떤 사람이 잘 생기나요? _109
Q3. 치루가 생기면 어떤 증상이 나타나나요? _111
Q4. 치루 수술 전에는 어떤 검사들이 필요한가요? _112
Q5. 치루 수술 전 정밀 검사에는 어떤 것들이 있나요? 치루 수술 전 항문초음파검사는 꼭 해야 하나요? _114
Q6. 복잡치루라는 것은 어떤 것인가요? _115
Q7. 치루는 반드시 수술해야 하나요? 치루 수술은 어떤 방법으로 하나요? _117
Q8. 시톤법 수술이 뭔가요? 두 번에 나눠서 수술하는 이유는 무엇인가요? _119
Q9. 치루 수술 후 합병증은 없나요? 치루 수술 후 변실금의 합병증이 생길 수 있다고 하던데 사실인가요? _120
Q10. 치루 수술 후 상처가 잘 낫지 않을 때는 어떻게 해야 하나요? _122
Q11. 치루는 암으로 발전할 수 있나요? 암으로 발전하는 데 얼마나 걸리나요? _123
Q12. 치루 수술 후 좌욕을 해도 되나요? _124
Q13. 치루 환자에게 좋은 음식과 주의해야 할 음식은 무엇인가요? _125
Q14. 치루 수술 후 케겔 운동을 하라고 하던데 어떻게 하면 되나요? _127
Q15. 치루 완치 후 추적검사는 언제 하나요? _128

3. 항문초음파

Q1. 항문초음파 검사가 꼭 필요한가요? _129
Q2. 항문초음파는 어떤 경우에 필요한 검사인가요? _130
Q3. 항문초음파 검사는 힘든가요? 시간은 얼마나 소요되나요? _131

국립암센터 대장암센터 출신 대장항문외과 개원의들이 자세히 알려드립니다.

Ⅱ. 치루, 항문주위농양

1. 항문주위농양

Q1. 항문주위농양은 어떤 병인가요?

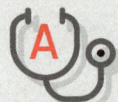
항문주위농양은 항문 내부의 항문샘에서 감염이 발생해 항문 주변으로 고름이 차는 (농양=고름집) 질환을 말합니다.

〈항문직장농양의 종류〉

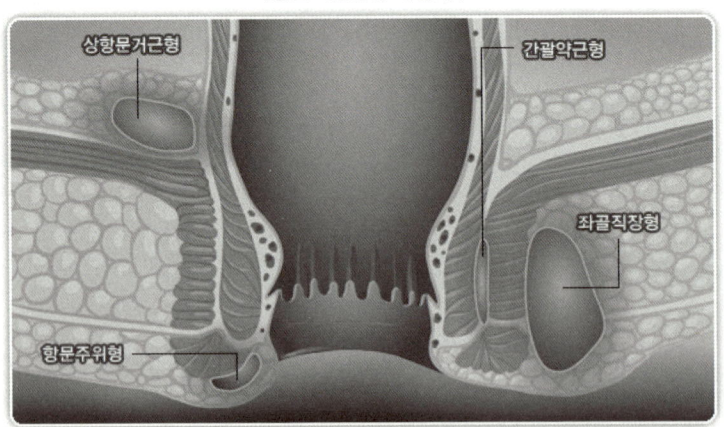

• 자세히 설명해 드립니다.

항문은 약 3~4cm 길이의 원통 모양으로 되어 있어서, 의학적으로는 '항문관'이라고도 부릅니다.

항문관의 중간 부분에는 항문선 또는 항문샘(anal gland)이라는 분비샘이 분포하고 있습니다. 이 항문샘(항문선)은 항문 안쪽에서 만들어진 분비물들이 항문 피부쪽으로 분비되도록 배치되어 있습니다.

대변이 항문 밖으로 나갈 때 부드럽게 배출되도록 윤활시키는 점액성 물질도 분비하고, 사람에서는 퇴화하였지만, 야생동물에게는 영역을 표시하는 고유한 냄새를 분비시키는 기능도 합니다. 바로 이 항문샘은 항문 주변의 다양한 구조들, 즉 땀샘이나 모낭 또는 자주 노출되는 대변에 의해 세균 감염이 될 수 있습니다.

다시 말해서, 변의 작은 찌꺼기들이나 각종 노폐물로 항문샘이 막히거나 분비물이 원활히 배출되지 못해 그곳으로 균이 증식하고 세를 키우는 것입니다.

일반적으로 그런 감염은 잘 발생하지 않지만, 감염이 일단 한번 생기면 그 뒤로는 감염이 계속 진행해 고름이 차게 됩니다. 그 고름으로 형성된 공간, 고름집을 '항문주위농양' 또는 '항문농양'이라고 부릅니다.

Q2. 항문주위농양은 왜 생기나요?

A 다양한 원인이 있지만, 항문샘으로 작은 대변 찌꺼기들이 들어가서 감염을 유발하는 경우가 가장 흔합니다. 잦은 설사나 자주 무른 변을 보는 사람, 항문 주변의 청결유지가 잘 안되는 사람, 감염에 취약한 사람들(면역저하자, 항암치료환자), 당 조절이 잘 되지 않는 당뇨 환자들에게서 발생할 가능성이 높습니다.

• 자세히 설명해 드립니다.

본래 항문샘이 항문 괄약근 주변을 아우르며 위치하다 보니, 항문샘에 생기는 항문주위농양은 항문 괄약근 사이로 감염을 전파시킬 수 있고, 조기에 느껴지거나 발견되지 못하면 크기가 커지거나 항문 주변으로 복잡하게 퍼지는 방식으로 진행될 수 있습니다.

항문주위농양 환자들이 공통적으로 호소하는 증상은 잦은 무른 변입니다. 더불어 잦은 음주나 지속적 스트레스, 심한 피로가 동반된 경우가 많습니다. 특히 음주는 몸 전체에 상당한 스트레스를 주고, 배변기능의 극적인 변화를 유발합니다. 즉, 극단적인 변비나 극단적인 설사를 유발할 수 있기 때문에, 항문질환을 유발하고 악화시키는 데 큰 기여를 하게 됩니다. 음주 이후 발생하는 잦은 설사는 항문샘의 감염 가능성을 높이게 됩니다.

따라서 평소 음주의 빈도와 횟수를 줄인다면 항문샘의 감염을 줄이는 데 기여할 수 있습니다. 보통 술과 함께 먹는 자극적인 음식(맵고 짠 음식)들도 배변습관에 영향을 줄 수 있습니다.

항문주위농양은 발생 원리상 어느 정도 항문 주변의 청결과도 연관이 있으므로, 상대적으로 비슷한 생활환경을 공유하는 집단에서 많이 생깁니다.

학생, 복장 제한이 있는 회사원, 군인들처럼 항문 주변으로 통기가 안 되는 옷을 입어야 하거나 자주 씻는 것이 어려운 직업을 가진 경우, 상대적으로 질환의 빈도가 높은 편입니다. 오래 앉아 있는 직업을 가진 직장인이나 운전 기사님들도 빈도가 제법 있는 편입니다.

반면에 감염에 취약한 사람들 즉, 면역기능이 떨어져 있는 환자들(항암치료를 받는 환자, 당뇨병이 조절되지 않은 상태로 오래 지낸 환자들, 혈액암 환자들, AIDS 환자)에서도 높은 빈도로 나타날 수 있습니다.

Q3. 항문주위농양의 증상은 어떤가요? 진단은 어렵나요?

A 항문에 심한 통증과 열감이 발생하고, 몸살과 같은 증상이 있거나, 고열이 동반되는 경우도 있습니다. 배변시에 특히 더 통증이 심하지만, 배변과 상관없이 통증이 지속되는 경우도 많습니다. 더러는 농양이 터져서 고름이 나오는 경우도 있습니다. 의사의 진찰과 혈액검사, 항문초음파, CT(Computed tomograpy; 전산화단층촬영) 또는 MRI(Magnetic Resonance Imaging; 자기공명영상촬영) 등의 영상검사로 종합하여 진단을 내릴 수 있습니다.

• 자세히 설명해 드립니다.

　항문주위농양이 생기면, 가장 먼저 생기는 증상은 항문 주변의 통증입니다. 통증은 처음에는 둔하게 항문 전체에 걸쳐 기분 나쁜 정도이다가 3~4일 정도 이내로 통증이 급격하게 증가합니다. 더러는 너무 아파서 걸음을 걸을 때도 어기적거리며 걷게 됩니다.

　항문 주변을 직접 만져보는 경우, 항문이 단단하게 붓고 만질 때 극심한 통증이 동반되어 감히 만지려고도 잘 안 하게 됩니다. 항문주위농양이 터지게 되면, 고름이 배출되면서 탁한 색의 고름이 속옷에 묻어나오는 경우도 있습니다.

　항문주위농양이 생긴 환자들은 전신적으로 열도 많이 나고, 혈액검사를 해 보면 백혈구수(WBC) 또는 염증단백(CRP) 등, 각종 염증지표가 매우 높은 것을 볼 수 있습니다.

　예외적인 경우도 있어서 항문샘 깊은 곳에서 농양이 생기면, 증상도 서서히 생기고, 항문통증의 강도가 약하지만 어딘가 모를 항문부나 회음부의 둔한 불쾌감으로 나타나는 경우도 있습니다. 이런 둔한 자각증상은 오히려 항문주위농양의 발견을 늦추게 되며, 질환의 정도가 더 심하게 진행된 상태에서 뒤늦게 발견될 수 있습니다.

　민감한 분들은 항문주위 통증과 함께 배뇨장애가 동반되기도 합니다. 항문과 가까운 요도에 염증이 번져, 부종이 발생하기 때문입니다. 일단 항문통증이 생기면, 이 증상을 무시하지 않고 가급적 빨리 병원을 방문하는 것이 좋습니다. 대장항문 전문의의 진찰 및 항문직장수지검사로 대부분 질환 여부를 알 수 있고, 더욱 확실한 진단을 위해 초음파 검사를 시행하든지, CT나 MRI를 찍어볼 수도 있습니다.

Q4. 항문주위농양 수술은 어떻게 하나요?

> **A** 명확하게 농양이 있는 경우는 고름을 배출시키도록 절개해 주는 수술(배농술)이 원칙입니다. 오래 방치되면 치루로 연결되고, 괄약근에 문제가 될 수도 있으므로, 가급적 빨리 수술하는 것이 좋습니다.

• 자세히 설명해 드립니다.

농양의 치료는 본질적으로 농양을 절개하고 고름을 배출(배농)시키는 것입니다. 이러한 외과적 치료가, 수술없이 항생제를 복용하며 경과를 지켜보는 것보다 월등한 치료방법이라는 것은 이미 오래전에 입증되었습니다.

그러므로 항생제를 복용하며 자연스럽게 호전될 것을 기다리는 것은 오히려 농양이 더 진행해 병을 키우는 결과를 초래합니다. 더욱더 심해지면 괄약근을 통제하는 기능에 손상을 일으키거나, 아주 드물게는 생명을 위협하는 괴사성 감염과 사망에 이를 수도 있습니다.

항문주위농양이 일단 확실히 진단되면, 즉시 치료가 필요합니다. 고름집을 충분히 노출시키도록 가급적 크게 절개하고, 배출(절개배농술)시켜 고름이 남김없이 빠져나오도록 해야 합니다. 만약 수술이 지체되는 경우, 고름집의 범위가 점점 커지고 깊어지기 때문입니다.

그냥 절개시켜 놓는 데 그치지 않고, 배액관을 삽입해서 지속적으로 농양 내부의 잔여물들이 흘러나올 수 있도록 조치하는 경우도 많습니다.

항문주위농양은 재발의 빈도가 잦은 질환이고, 쉽게 치루로 발전할 수 있는 병임을 명심해야 합니다. 수술 전에, 항문주위농양의 재발 또는 치루로의 발전 가능성에 대해 충분히 이해하는 것이 중요하고, 향후 추가적인 수술이 가능함을 이해해야 합니다.

연구에 따르면 잘 치료받는다 할지라도, 대략 절반 이상(40~75%)의 환자에서 재발하거나 치루로 진행하는 것으로 알려져 있습니다.

외과적 수술과 더불어, 주사 항생제나 먹는 항생제의 사용도 필요합니다. 병의 경과에 따라 오랜 기간 복용해야 하는 경우도 있습니다.

Q5. 엉덩이에 작은 뾰루지 같은 것이 생겼는데 그냥 짜버리면 안 되나요?

> **A** 항문과 항문 주변, 엉덩이 피부에는 다양한 질환이 생길 수 있으므로, 작은 뾰루지라고 해서 다 똑같이 생각할 수는 없습니다. 무작정 짜버리지 말고, 일단 의사의 진찰을 받는 것이 중요합니다. 적당히 짜버리고, 방치하는 것은 매우 좋지 않은 방법입니다.

• 자세히 설명해 드립니다.

항문에서 먼 쪽 엉덩이에 생기는 작은 뾰루지는 항문주위농양과 거리가 먼, 피하낭종(피지샘농양)일 가능성이 높습니다. 또는 화농성 한선염이나 모소낭처럼 엉덩이쪽에 발생하는 전형적인 병변일 수도 있습니다.

항문주변이나 엉덩이에 뾰루지가 만져지거나 느껴진 경우, 또는 호기심에 짜거나 또는 이미 터져버려서 고름이 나온 것이 속옷에 묻어서 발견되는 경우, 그냥 방치하고 미루는 것보다는 빨리 병원을 방문하여 관련 진료를 받는 것이 좋습니다.

Q6. 농양 수술 후 관리는 어떻게 하나요? 소독은 어떻게 하는 것이 좋나요? 좌욕을 해야 하나요?

A 의사의 지시에 따라, 정해진 날짜에 병원을 방문하여 소독을 받고, 좌욕은 최소 하루 2번 이상, 적당히 따뜻한 물에 가급적 자주 좌욕을 해 주는 것이 좋습니다. 인터넷에 검증되지 않은 다양한 좌욕 방법들이 소개되고 있는데 절대 따르지 않는 것이 좋습니다.

• **자세히 설명해 드립니다.**

농양 수술 후에는 좌욕이 굉장히 중요합니다.

인터넷에서는 충분한 근거 없이 잘못된 좌욕방법들이 많이 소개되고 있고, 이를 무작정 따라하다 항문을 망쳐버리는 환자들을 종종 보게 됩니다.

특히 좌욕할 물에 소금이나 쑥을 탄다든지, 좌훈을 해야 한다고 쑥을 태워 그 열과 향을 항문에 쐬도록 하는 방법들까지도 있는데 검증되지 않은, 위험한 방법이므로 항문 건강에 심각한 해를 끼칠 수 있습니다.

좌욕의 올바른 방법은 다음과 같습니다. 적당히 미지근한 물(37~40℃)에 아무것도 섞지 않고, 욕조 또는 대야, 좌욕기에 물을 담아놓고 그 위에 그냥 앉아 있는 것입니다. 지나치게 오랜 시간 앉아 있을 필요는 없으며, 3~5분 정도 앉아있다가 부드러운 수건이나 티슈 등으로 눌러 주듯 닦아내어 건조시키면 됩니다. 특별한 약을 바르거나 좌욕물에 어떤 약제를 타지 않습니다. 다만 좌욕의 횟수가 중요하여, 하루 2번 이상 시행하는 것이 좋고, 배변한 후에는 가급적 좌욕을 하는 것이 좋습니다.

일반적으로 수술 후 2~4주 사이에 항문주위농양 공간이 자연스럽게 살이 차오르고 고름이 흘러나오는 게 멈추면 배액관을 제거하게 되며, 의사의 지시에 따라 외래를 다니면서, 완전히 상처가 치유될 때까지 관리를 받게 됩니다.

인터넷에 소개된 부정확하거나 매우 잘못된 방법들을 의사와 상의 없이 무턱대고 실천하여 하나뿐인 항문을 망쳐버리지 않도록 주의하는 것이 좋겠습니다.

Q7. 항문주위농양 재발을 예방하기 위해서는 어떻게 해야 하나요?

A 좌욕을 시행하고, 항문통증을 간과하지 않고 빨리 의심해 보는 것이 좋습니다. 지나친 변비나 급격한 설사로 인한 항문 주위 상처가 발생하지 않도록 배변습관을 잘 관리하고, 일단 항문에 상처가 발생하면 의사의 진찰을 받는 것이 좋습니다. 특히 반복적인 재발로 고통받는 분이라면 과음을 피하도록 권고합니다.

• 자세히 설명해 드립니다.

여러 대규모 연구들에 따르면, 항문주위농양은 적절히 수술로 치료받을지라도, 결국 절반 정도에서 재발합니다. 특히나 항문피부에서 다소 깊은 부위에 이르는 항문주위농양은 거의 90% 가까이 재발하게 됩니다.

또한 항문주위농양으로 과거에 수술받았던 사람일수록 더욱 자주 재발합니다. 항문주위농양으로 인해서, 원래 존재했던 자연적인 방어벽들의 구조가 약화되거나 파괴되었기 때문에 재발하는 것이라는 설이 유력합니다.

농양의 공간이 뚜렷한 경계를 이룬 구 형태의 방처럼 생긴 것이 아니라, 경계가 불분명하고 복잡한 개미굴처럼 발생하기 때문에, 절개배농술을 시행할지라도 충분히 고름이 배출되지 못하고 일부 남아 있을 가능성이 높으므로 재발이 잦다는 것입니다.

따라서, 재발이 언제든 생길 수 있다는 생각을 갖고, 항문증상에 대해 빨리 의심하고 이른 시기에 치료받는 것이 중요합니다. 더불어 잦은 재발에 대해 좌절하거나 원망하고 낙담하지 않는 것도 중요합니다.

항문주위농양이 발생하여 치료받은 뒤에는, 항문을 청결히 하고, 증상을 꾸준히 관리하겠다는 마음으로 병원을 다니는 것이 좋습니다. 심한 변비나 급격한 설사로 인한 항문관의 상처는 항문감염을 유발하는 원인이 될 수 있습니다.

따라서 지나친 변비나 급격한 설사가 발생하지 않도록 평소 식습관을 잘 관리하고, 일단 항문상처가 발생하면 의사의 진찰을 받는 것이 좋습니다. 특히나 음주는 이러한 배변습관 급변의 중요한 원인이므로 잦은 항문주위농양으로 고통받는 환자분들은 금주를 권고합니다.

국립암센터 대장암센터 출신 대장항문외과 개원의들이 자세히 알려드립니다.

Ⅱ. 치루, 항문주위농양

2. 치루

Q1. 치루가 뭔가요? 치루와 항문주위농양은 어떤 관계인가요?

A 치루는 간단히 말해서, 항문을 제외하고 대변이 새는 통로(샛길)가 발생하는 질환입니다. 치루는 항문농양이 진행하여 생기는 경우가 대부분이고, 또 치루로 인해 반복적인 항문농양이 발생하기도 합니다.

〈항문과 직장의 해부학적 구조〉

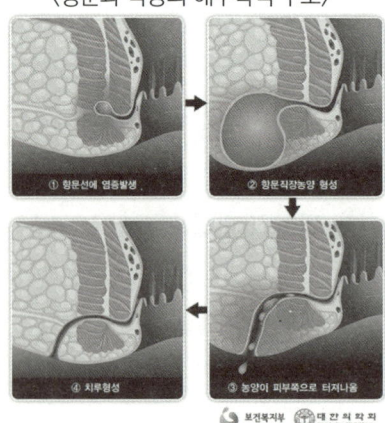

• **자세히 설명해 드립니다.**

  치루를 설명 드리기에 앞서, 항문주위농양을 설명한 이유가 있습니다. 항문주위농양이 충분하게 치료되지 않은 채로 계속 진행·확장하게 되면, 치루로 진행할 수 있습니다.

  여러 연구들에 따르면, 항문주위농양을 치료한 환자들의 대부분에서 결국 치루로 진행한다는 결과를 보여 주고 있습니다. 항문주위농양은 항문샘의 감염이 가장 주된 이유이지만, 그뿐만 아니라 다양한 원인들로 인해 발생할 수 있는데, 이러한 항문주위농양이 진행한 통로가 더욱 진행해서, 항문주변 피부로 연결된 비정상적인 관(누관)이 형성되는 질환을 치루라고 합니다.

Q2. 치루는 왜 생기나요? 어떤 사람이 잘 생기나요?

A 특별한 원인이 없이도 얼마든지 치루가 생길수 있지만, 항문주위농양이 생기는 원리와 매우 비슷하여, 잦은 설사나 배변양상의 극적인 변화, 항문청결이 잘 이뤄지지 않거나, 면역력이 저하된 사람, 과거에 치루나 항문주위농양이 생겼던 사람에게서 자주 생길 수 있습니다.

• **자세히 설명해 드립니다.**

  과거 무한도전에 출연한 유명 연예인이 한때 방송에서 본인이 치루 환자임을 밝힌 적이 있습니다. 그 분처럼 결벽에 가까운 청결을 유지하는 사람들조차도 얼마든지 치루에 걸릴 수 있습니다.

앞서 언급했듯이, 치루의 유발원리는 항문주위농양과 매우 비슷합니다. 항문주위농양의 연장선상에서 치루가 발생한다고도 볼 수 있습니다. '치루는 항문주위농양의 결과다.'라고 생각하면 큰 틀에서 이해가 될 것입니다.

대부분 항문선의 감염이 진행하여 발생하지만, 항문 및 항문 주변의 외상, 크론병, 면역저하자, 에이즈환자, 항문 주변의 방사선 치료, 어떤 종양으로 인해 항암치료를 하는 경우 등도 치루를 더 잘생기게 하는 원인이 될 수 있습니다.

치루 환자들에게 물어보면, 상당수가 치루가 생기기 수개월에서 수년간에 걸쳐, 항문주위농양이 반복해서 생기거나 항문 주변에서 고름이 나온 적이 있다고 말합니다.

Q3. 치루가 생기면 어떤 증상이 나타나나요?

A 항문에 심한 통증과 열감이 발생하고, 몸살과 같은 증상이 있거나, 고열이 동반되는 경우도 있습니다. 배변시에 특히 더 통증이 심하지만, 배변과 상관없이 통증이 생기기도 합니다. 항문 주변에 큰 여드름처럼 벌겋게 솟아오르는 종괴가 만져지기도 하고, 더러는 농양이 터져서 고름이 나오는 경우도 있습니다. 다만 이미 치루가 생기고 나서는 항문주위농양보다 통증이 덜한 경우가 많습니다. 처음에는 몸살과 비슷한 느낌으로, 오히려 항문 통증은 덜한 경우도 종종 있습니다. 역시 분비물(고름)이 속옷에 묻어나오는 경우도 잦은 편입니다.

• 자세히 설명해 드립니다.

항문주위농양처럼 항문에서 고름이 나오거나, 누관에 반복적인 감염이 발생하면서 항문 주변이 단단해지고, 통증이 생기고, 붓고 열감도 발생하게 됩니다. 대부분 항문주위농양의 증상과 흡사하다고 볼 수 있습니다.

기본적으로 크론병이나 직장염, 면역저하자, 암환자들의 경우라면 이러한 증상을 절대 간과해서는 안됩니다. 반복적으로 장기간에 걸쳐 항문통증이 호전과 악화를 반복하는 경우도 있습니다.

수술에도 자주 재발하고, 회복이 더딘 치루라면 크론병 등 다른 질환이 병합되어 있는지 반드시 의심해 봐야 합니다.

Q4. 치루 수술 전에는 어떤 검사들이 필요한가요?

A 　항문샛길, 즉 농이 계속 나오는 피부 병변인 "누관"을 찾는 것도 중요하지만 무엇보다도 치루 이외의, 항문의 다른 질환이 있는지를 알아보는 것이 중요하여 1차적인 검사가 됩니다.
　반드시 해야 할 검사로는, 문진(의사의 면담과 진찰, 직장수지검사)과 혈액검사, 항문초음파, 대장내시경입니다.

• 자세히 설명해 드립니다.

　가장 중요한 것은 검사를 통해 누관이 있는지, 그리고 누관의 경로가 어떻게 있는지를 확인하는 것이 중요합니다. 따라서 항문에 대한 의사의 수지검사와 항문초음파를 통해 치루관을 확인해야 합니다.

　또한 치루의 치료에 앞서, 치루가 발생할 수 있는 원인질환을 규명하고 그 원인질환의 치료를 우선하는 것이 더 중요하기 때문에 치루는 그 어떤 다른 질환보다 치료 전에 철저한 검사가 필요합니다.

　문진을 통해 크론병이나 궤양성 대장염 같은 염증성 장질환, 면역결핍이나 면역저하 여부, 암 병력이나 암 치료 병력 등이 있는지 여부를 확인합니다.

　그리고 직장수지검사(의사가 손가락으로 항문과 항문 내부를 만져 보는 것)은 치루의 위치와 경로, 범위를 대략적으로 파악하는 데 중요한 검사입니다. 더불어 치루가 활발하게 문제를 일으킬 경우, 혈액검사를 통해, 백혈구수(WBC) 및 염증단백(CRP) 등, 각종 염증지표가 매우 높은 것을 볼 수 있습니다.

특히 중요한 검사는 대장내시경입니다. 대장내시경 검사로 크론병이나 궤양성 대장염 같은 염증성 장질환을 의심할 만한 병변이 있는지 여부, 대장암이 있는지 여부 등을 확인하고, 필요하면 조직검사도 시행합니다. 염증성 장질환이 동반된 경우의 치루는 그렇지 않은 경우보다 상당히 다른 양상으로 전개되기 때문에, 염증성 장질환의 감별이 없는 섣부른 치루의 치료는 재발의 가능성을 높일 수 있습니다.

항문초음파는 치루관의 경로와 범위를 파악하는 필수적이고 중요한 검사입니다.

의사가 치료의 방침을 정하고, 수술의 계획을 세울 때 가장 중요한 검사가 됩니다. 이 부분은 다음 질문에서 더 심도 있게 다루도록 하겠습니다.

Q5. 치루 수술 전 정밀 검사에는 어떤 것들이 있나요? 치루 수술 전 항문초음파검사는 꼭 해야 하나요?

> **A** 치루 수술을 결정했으면 명확한 치루관의 경로를 찾는 것이 매우 중요합니다. 따라서 경로를 세밀하게 파악할 수 있는 영상검사를 시행하게 됩니다.

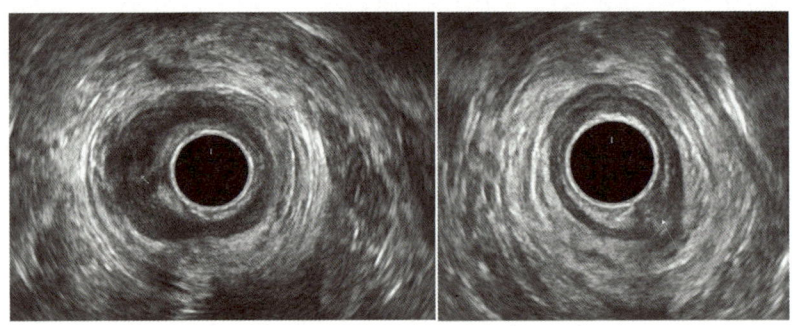

• 자세히 설명해 드립니다.

항문초음파, CT와 MRI 는 누관의 위치, 범위, 주행경로를 비교적 정확히 파악할 수 있는 중요한 검사입니다.

특히 그중에서도 항문초음파는 항문 내부의 해부학을 정확히 알 수 있어서 항문괄약근의 형태와 누관의 관계를 파악할 수 있고, 누관의 경로를 입체적으로 재구성하는 데 매우 도움이 됩니다. 더불어 CT나 MRI 보다는 검사비용이 훨씬 저렴하기 때문에 수술 전 치루의 상태를 파악하는 것뿐만 아니라 치루의 진단목적 검사로도 유용하여 최근 널리 활용되고 있습니다.

MRI의 경우에는 복잡치루의 복잡한 치루관의 경로를 파악하거나, 깊이가 깊어 초음파로는 파악하기 어려운 치루관이나 항문농양의 위치를 파악하는 데 더욱 유용합니다. 초음파에 비하면 가격이 거의 5~10배에 이를만큼 고가의 검사인 것이 단점이지만, 그만큼 진단적 가치가 높습니다.

MRI는 반복적으로 재발하거나 초음파로 확인이 불가능한, 깊거나 복잡한 치루의 치료 전 계획을 세울 목적으로 제한적으로 활용하는 것이 좋습니다.

Q6. 복잡치루라는 것은 어떤 것인가요?

A 치루관이 비교적 단순하게, 통로가 하나만으로 국한된 경우를 단순치루라고 하고, 2개 이상의 여러 경로로 복잡한 터널이 발생하는 경우를 복잡치루라고 분류합니다. 복잡한 경로를 보이는 만큼 치료도 어렵고 회복까지 오랜 시간이 걸릴 수 있습니다.

• **자세히 설명해 드립니다.**

치루는 역사적으로 다양한 분류법이 제시되어 왔습니다. 이를 모두 소개하는 데는 한계가 있고, 또 각각의 분류법마다 저마다의 장점이 있지만 완벽한 분류법이 있다거나 통일되어 있지 않습니다.

이를 모두 기술하는 것은 매우 복잡하고 긴 내용이 될 것입니다. 개략적으로 이해를 돕기 위해 간단히 설명하면, 치루관이 괄약근에 어떤 형태로 연관되어 있느냐에 따라 치루의 형태를 분류하는 방법이 가장 널리 활용되고 있습니다.

여러 분류 방법 중에 일부를 소개하면, 치루관의 경로가 항문 쪽으로만 쉽게 추적 가능한 형태로 되어 있는지(저위형 치루), 치루관의 경로가 항문 상부에서 직장 쪽에 이르는 높은 곳까지(고위형 치루) 연결되어 추적이 상대적으로 어려운 형태로 되어있는지에 따라 분류하는 방법이 있습니다.

〈치루의 분류〉

한편으로는 상대적으로 단순한 경로로 치루관이 형성되어 있느냐, 아니면 복잡한 경로로 치루관이 형성되어 있느냐로 분류를 하기도 합니다. 여러 경로를 통해 미로처럼 치루관이 뻗어나가 있거나 항문상부로 깊이 뻗어나가 추적이 모호한 경우를 복잡치루라고 간단히 분류하기도 합니다.

일반적으로 첨부한 그림에서와 같이 치루관과 괄약근과의 관계를 중심으로 분류하는 것이 현재 가장 널리 활용되고 있습니다. 이러한 방식으로는 미국과 서구에서 채택하는 방식과 일본식 분류가 있습니다.

어떤 분류방법이든, 치루의 형태 중에는 그림에서 볼 수 있는 괄약근 간형이 가장 흔한 것으로 알려져 있습니다.

Q7. 치루는 반드시 수술해야 하나요? 치루 수술은 어떤 방법으로 하나요?

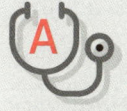
치루는 발견되면 정확히 진단하여, 반드시 수술해야 합니다. 치루의 원칙은 괄약근 기능을 최대한 보존하면서 치루관(누관)을 제거하는 것입니다.

• 자세히 설명해 드립니다.

다양한 방법들이 연구되고 있지만, 수술보다 더 확실한 치루의 치료는 현재까지 없는 형편입니다. 치루 수술의 원칙은 단순합니다. 치루관(누관)을 제거하고, 괄약근의 기능을 보존하는 것입니다. 괄약근을 보존하면서 치루관을 제거하는 것이 생각보다 까다로운 일이기에, 대다수의 의사들은 치루를 까다로운 질환이라고 생각합니다.

치루는 오래 방치하면 점점 더 진행되어 치료하기 어려워지고, 괄약근 손상가능성이 높아지며, 수술하더라도 재발률이 높아집니다. 따라서 가급적 빨리 진단하고, 치료를 너무 미루지 않는 것이 좋습니다.

상대적으로 치루관이 단순하게 연결되어 추적이 쉽다면 수술방법은 간단해집니다. 그럴 경우, 치루관을 그 경로를 따라 절개하여 노출시키는데 이를 치루절개술이라고 부릅니다.

　치루관 자체를 모두 제거하는 것을 치루절제술이라고 합니다. 치루절개술보다는 치루절제술이 확실한 치료방법입니다.

　이 두 가지 방법은 매우 단순한 치루가 아니라면, 부분적으로는 항문괄약근의 일부 절제를 동반할 수 있습니다. 따라서 괄약근의 절제범위가 커지지 않도록 주의해야 하고, 괄약근 절제범위가 크지 않을 것이 예상되는 경우 주로 검토됩니다.

　복잡치루의 경우, 누관을 따라 부드러운 끈을 걸어 주는 시톤법, 피부를 얇게 펴서 판을 만들어 누공을 덮어 주는 피판술, 누공의 주행방향을 따라 누공을 절제해 주는 리프트법(LIFT법), 근육판을 괄약근 결손부위에 밀어넣어 누공이 진행되지 못하게 막는 방법 등 다양한 방법이 있습니다.

Q8. 시톤법 수술이 뭔가요? 두 번에 나눠서 수술하는 이유는 무엇인가요?

A 시톤법은 치루 수술의 다양한 방법 중, 괄약근을 손상시킬 가능성이 높은 형태의 치루를 비교적 안전하게 수술하는 방법입니다. 무엇보다도 괄약근 기능을 최대한 보존하고 손상을 방지하는 목적으로 개발되고 발전해 왔습니다. 시톤을 사용해 치루관을 노출시켜 주면, 괄약근의 손상 정도를 줄일 수 있습니다. 다만 회복양상에 따라 잔여 염증을 정리하고 시톤을 제거하는 추가적인 수술이 필요할 수 있습니다.

• 자세히 설명해 드립니다.

치루의 형태 중에 복잡치루, 또는 고위형 치루처럼 항문 깊은 곳까지 치루가 이르러 치루관이 괄약근을 관통하는 형태가 나타날 수가 있습니다. 이 경우 철저하게 수술을 한번에 하겠다고 마음먹으면 괄약근의 손상을 피할 수 없습니다.

시톤은 두 가지 방법이 있습니다. 하나는 거치형 시톤으로, 일단 누관에 거치하여 일정 기간 배액을 목적으로 시행하는 방법이고, 다른 하나는 절개형 시톤으로, 누관을 확실히 노출시킨 뒤, 누관내로 삽입하여 괄약근을 다양한 재료로 동여메고 약 1~2개월 정도 유지하는 방법입니다.

절개형 시톤을 활용하면, 누관이 점차 항문에서 가까운 쪽으로 국한되어 표재성 치루, 단순치루로 바뀌게 됩니다. 그 뒤 단순치루에 대해 수술을 해 주면 괄약근 기능도 보존할 수 있고 환자가 감당해야 할 수술 후의 다양한 문제도 줄일 수가 있습니다.

다시 말해, 시톤법은 어렵고 심한 수술을 필요로 하는 치루 상태를, 상대적으로 쉬운 난이도의 수술이 가능하도록, 치루의 형태를 바꿔 주는 수술 방법입니다.

이렇게 누관을 노출시키고 괄약근을 동여맬 수 있는 실이나 펜로즈, 고무줄, 실라스틱 재료들을 시톤(seton)이라고 부릅니다. 따라서 이러한 수술법을 시톤법이라고 부릅니다.

Q9. 치루 수술 후 합병증은 없나요? 치루 수술 후 변실금의 합병증이 생길 수 있다고 하던데 사실인가요?

A 치루는 수술을 해도 재발 가능성이 높은 질환이며, 경우에 따라서는 추가 수술이 필요할 수 있습니다. 또한 범위가 크고 넓은 경우, 수술 후 변실금이 발생할 수도 있습니다.

• 자세히 설명해 드립니다.

치루는 확실하게 치료되지 않으면, 다양한 양상으로 진행되고 재발도 많기 때문에 숙련된 항문 외과의사들이라 할지라도 상당히 신중히 치료하는 질환입니다. 결국 의사도 환자도 괴로운 게 치루라는 병입니다. 치루를 완전히 해결한 것처럼 보여도 재발할 수 있고, 설령 수술이 잘 되더라도 언제든 예측할 수 없이 다시 생길 수 있기 때문입니다.

어떤 수술방법을 채택하더라도, 확실한 치루관의 경로 파악이 어려울 수가 있기 때문에 남아있는 치루관으로 인해 재발할 가능성은 상당히 높은 편입니다.

복잡 치루거나 크론병 같은 염증성 장질환이 동반된 경우, 또는 치루수술의 범위가 커지는 경우에는 괄약근의 배변조절능력을 다치게 할 수도 있고 그렇게 되면 변실금이 올 수도 있습니다.

다양한 연구결과에서, 아무리 괄약근을 잘 보존한다고 할지라도, 약 절반에 가까운 빈도로(20~50%), 수술 후 단기간 혹은 장기간 변실금을 경험할 수 있다고 합니다. 수술범위가 너무 커지게 되면 영구적으로 변실금이 오거나, 일시적인 경우일지라도 환자가 정상적인 사회생활로 복귀하는 데 오랜 시간이 걸릴 수가 있습니다. 또한 적절한 치료를 할지라도, 회복까지 오랜 시간이 걸리기 때문에 회복 기간 중에 다양한 문제들이 동반될 가능성이 높습니다. 따라서 꾸준한 외래 진찰과 관리가 필요합니다.

그 외에도 항문 통증, 항문가려움증, 치핵 등도 발생 가능한 합병증입니다. 배뇨 시의 불편감도 매우 드물지만 실제로 환자분들이 호소하는 합병증 중 하나입니다.

Q10. 치루 수술 후 상처가 잘 낫지 않을 때는 어떻게 해야 하나요?

> **A** 치루의 원인은 다양하기 때문에, 치루를 유발시키는 다른 질환은 없는지 평가가 필요합니다. 혈액검사, 영상검사 및 내시경검사를 통해 우려되는 다른 질환을 감별할 필요가 있습니다.

• 자세히 설명해 드립니다.

단순히 치루만 있는 경우라면 차라리 다행입니다.

치루는 항문농양의 경우와 같이, 크론병이나 에이즈환자, 면역저하자에서도 발생할 수가 있습니다. 특히 크론병에서 동반되는 치루는 가장 다루기 어렵고 괴로운 합병증입니다.

따라서 치루가 자주 재발되고 잘 낫지 않는다면, 크론병을 포함해서 다른 질환이 있는지를 면밀히 평가해 보아야 합니다. 그리고 크론병이나 면역저하, 에이즈 같은 질환이 진단되는 경우라면, 치루의 치료만큼 치루를 유발시킨 질환의 치료가 매우 중요해집니다.

Q11. 치루는 암으로 발전할 수 있나요? 암으로 발전하는 데 얼마나 걸리나요?

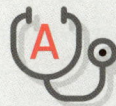 치루는 방치되거나, 자주 재발하는 경우, 만성 염증으로 인해 치루 자리에 암이 발생할 가능성이 있습니다.

• 자세히 설명해 드립니다.

오랫동안 지속되는 치루와 그로 인한 만성적인 염증이 암으로 진행할 수 있다는 여러 연구결과들이 보고되었습니다.

특히 오랜 치루로 인해 발생하는 항문암에는 일련의 공통점이 있는데 조직학적으로 점액성 선암인 경우이며, 치루가 발생하여 지속된 지 평균 약 10년 정도 후에 암이 발생하는 것으로 알려져 있습니다.

다만 조기진단이 매우 어렵기 때문에 상당히 진행되어 증상이 심각히 유발된 이후에 진단되는 경우가 많습니다.

Q12. 치루 수술 후 좌욕을 해도 되나요?

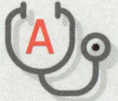 원칙적으로 치루 수술 후 좌욕이 권고되고 있습니다. 좌욕은 최소 하루 2번 이상, 적당히 따뜻한 물에 가급적 자주 좌욕을 해 주는 것이 좋습니다.

• 자세히 설명해 드립니다.

적당히 미지근한 물(37~40℃)에 아무것도 섞지 않은 채, 욕조 또는 대야, 좌욕기에 물을 담아 놓고 그 위에 앉아 있는 것입니다. 지나치게 오랜 시간 앉아 있을 필요는 없으며, 3~5분 정도 앉아 있다가 부드러운 수건이나 티슈 등으로 닦아 건조시키면 됩니다.

특별한 약을 바르거나 좌욕물에 어떤 약제도 타지 않습니다. 다만 좌욕의 횟수가 중요하여, 하루 2번 이상 시행하는 것이 좋고, 배변 이후에는 가급적 시행하는 것이 좋습니다.

환부가 완전히 좋아질 때까지는 가급적 지속하는 것이 좋습니다.

Q13. 치루 환자에게 좋은 음식과 주의해야 할 음식은 무엇인가요?

A 　주의해야 할 음식을 고려할 때 중요한 것은 극단적인 배변형태의 변화를 유발하는 음식을 피하거나 섭취하지 않는 것입니다. 특히, 술은 배변습관의 극적인 변화(설사/변비)를 유발하므로 금주할 것을 권고드립니다. 더불어 장운동에 급격한 영향을 주는 자극적인 음식이나 상한 음식 역시 피하는 것이 좋습니다.
　치루 환자에게 좋은 음식은 장운동을 안정적으로 유지해서 늘 일정한 배변상태를 유지할 수 있는 음식들입니다. 설사나 변비가 유발되지 않는 일상적인 식단과 섬유소가 풍부한 음식을 권하고 있으며 최근 각광받는 유산균 제품이나 프로바이오틱스도 도움이 될 것으로 기대하고 있습니다.

• 자세히 설명해 드립니다.

　치루를 관리하는 과정에서 설사나 변비를 오가거나 지속적 설사 또는 지속적인 무른 변을 유발하는 등, 변 배출에 문제를 일으켜 항문에 부담을 줄 수 있는 환경 자체가 만들어지지 않는 것이 특히 중요합니다. 술은 변비 또는 설사를 유발하는 등 극단적인 배변활동을 유발하므로 중단하는 것이 좋으며, 담배는 상처회복을 지연시키므로 역시 중단하는 것이 좋습니다.

　더불어, 크론병 환자에게서 담배는 특히 권고되지 않으므로, 크론병으로 인한 치루 환자들의 경우에는 금연을 강력히 권고하고 있습니다.

　장 운동에 자극을 줄 수 있는, 지나치게 짜거나 매운 음식들도 바람직하지 않습니다. 술안주로 함께 먹게 되는 음식들이 대개 여기에 해

당됩니다. 술 자체는 변비를 유발시킬 가능성이 크지만, 술안주로 먹는 맵고 자극적인 음식들이 설사를 유발시킬 가능성이 높습니다. 치루가 이미 있는 환자라면 기본적으로 맵고 짠 자극적인 음식은 피하는 것이 좋습니다.

더불어 식자재의 안전성이 확실히 보장되지 않는 음식들도 주의하는 것이 좋습니다. 해외여행지에서 나에게 맞지 않는 식자재로 만든 음식을 섭취하는 것이나, 유통기한이 한참 지난 음식을 무심코 먹는 행위 등을 주의할 필요가 있습니다.

이러한 관점에서, 치루 환자에게 좋은 음식은 지속적이고 일관된 배변 습관을 유지할 수 있도록 돕는 음식들입니다. 설사나 변비가 유발되지 않는 일상적인 식단을 유지한다는 것은 매우 어려운 일이기는 합니다.

따라서, 식사 메뉴가 자주 바뀌는 경우일지라도 섬유소가 풍부한 음식들을 반드시 함께 섭취하도록 권하고 있으며, 유산균이나 프로바이오틱스도 각자에게 맞는 제품을 규칙적으로 복용하는 것이 도움이 된다는 연구가 많이 있습니다.

Q14. 치루 수술 후 케겔 운동을 하라고 하던데 어떻게 하면 되나요?

A 치루수술 후 케겔 운동은 괄약근 운동을 회복하는 동시에, 골반저 근육을 강화하는 개념으로 유용합니다. 배뇨 시 힘을 가하면 오줌이 멎는(오줌이 참아지는) 위치를 느껴보고, 바로 그 부분을 조여 준다는 느낌으로 항문을 조이는 운동을 시행합니다. 먼저 항문 괄약근을 5초 정도 조이고 5초를 쉽니다. 이것을 10번 반복하면 한 싸이클이 되고 이 싸이클을 하루 3~4번 정도 시행합니다(총 30회~40회가량). 앉아서 해도 되고 무릎을 세우고 누워서 골반을 들어 올리면서 해도 됩니다.

• 자세히 설명해 드립니다.

　치루 수술의 개념은 괄약근을 보존하는 데 최대한 중점을 두는 수술 방법이나, 앞서 치루수술의 가장 중요한 합병증이 변실금이라고 말씀드린 만큼, 괄약근 보존 및 괄약근 운동 재활은 중요한 치료과정의 하나입니다. 일반적으로 괄약근은 내괄약근과 외괄약근으로 구분되는데, 이 두 괄약근 중 어느 하나든지 25% 미만의 국소적 손상은 회복 시 발생한 섬유화로 인하여 대부분 큰 후유증 없이 회복되는 것으로 알려져 있습니다. 다만 회복의 시기를 앞당기기 위해서라든지, 25% 이상의 괄약근 손상이 예상되는 경우, 괄약근 운동 강화를 위한 케겔 운동은 괄약근 운동 손실을 보조하는 개념으로 유용합니다. 다만, 치루 수술 상처가 어느 정도 회복한 뒤, 수술 후 1개월 정도 지난 뒤부터 시행하는 것이 바람직합니다. 괄약근 운동이 오히려 상처회복을 지연시키거나 통증을 지속시킬 수 있기 때문입니다.

Q15. 치루 완치 후 추적검사는 언제 하나요?

A 기본적으로는 완전히 치료될 때까지 지속적으로 외래를 다니시며 진료받으시는 것이 중요합니다. 증상이 완전히 사라지고, 환부가 모두 회복되고 나면 특별한 검사는 필요 없습니다. 다만 재발이 잦은 만큼 증상 발생 시 가급적 빨리 외래 방문할 것을 권고드립니다. 특히, 염증성 장질환 감별을 위해 수술 전에 대장내시경을 하지 않았다면, 치루 환자가 완치되고 나서 1~2개월 뒤에 대장내시경을 해 보시기를 반드시 권고드립니다.

• 자세히 설명해 드립니다.

반복적인 재발성 치루나 오랫동안 회복이 더딘 항문농양의 경우, 염증성 장질환(크론병, 궤양성 대장염)을 반드시 의심하는 것이 좋습니다.

따라서 어쩔 수 없이 수술을 먼저 할 수밖에 없는 경우를 제외하면 가급적 수술 이전에 대장내시경을 먼저 시행하고, 염증성 장질환 여부를 확인한 다음에 치료를 진행하는 것이 가장 좋습니다.

다만 항문 통증이 매우 심하다든지, 배농으로 인한 일상생활의 불편감이 지나친 경우의 경우 불가피하게 수술을 먼저 권할 수 있습니다.

수술 후에는 대장내시경을 반드시 해 보도록 권고드립니다. 특히, 절개배농술이나 치루수술을 한 이후 회복이 일반적인 경우보다 많이 더디거나, 수술부위가 감염이 되거나, 재발하는 경우라면 더욱 대장내시경을 시행해, 염증성 장질환을 감별해 보는 것이 중요합니다.

국립암센터 출신 대장항문외과 개원의들이 자세히 알려드립니다.

II. 치루, 항문주위농양

3. 항문초음파

Q1. 항문초음파 검사가 꼭 필요한가요?

A 항문의 단면 구조를 별도의 준비나 절차 없이 자세히 확인하는 방법으로 항문초음파가 추천되고 있습니다. 상대적으로 저렴하지만 정확한 검사법으로 널리 활용되고 있습니다.

• 자세히 설명해 드립니다.

항문을 검사하는 방법은 전통적으로, 의사가 손가락으로 항문 주변을 만져 보고 눌러 보는 수지검사, 항문 안쪽과 항문관을 확인해 보는 항문경검사, 항문 윗쪽의 직장과 구불결장을 포함해서 항문까지 확인하는 내시경 검사(결장경 또는 직장경) 등을 채택해 왔습니다.

이후 항문 내부의 정확한 구조를 확인하기 위해 고수준의 CT나 MRI 등도 추가적으로 권고됐습니다.

비교적 최근에는 항문초음파를 CT나 MRI보다 상대적으로 저렴한 검사법으로 활용해 왔으며, 2019년 2월부터는 항문질환에 대한 검사법으로 항문초음파를 건강보험 급여기준으로 적용하고 있습니다. 항문초음파의 활용은 직장 항문의 단면을 직접 평가하여 정보를 얻을 수 있게 되었다는 의미가 있으며, 이를 통해서 항문과 직장 내부의 문제, 괄약근의 문제를 자세하게 알아볼 수 있게 되었습니다.

Q2. 항문초음파는 어떤 경우에 필요한 검사인가요?

A 괄약근 열상이나 변실금, 질벽 약화 등 항문-회음부 구조의 이상 정도를 진단하거나, 겉으로 드러나지 않는 항문 농양이나 치루 등의 질환 정도를 평가할 수 있습니다. 또한 항문이나 직장에서 발생한 암을 평가하는 데도 유용합니다.

• 자세히 설명해 드립니다.

항문초음파는 항문과 직장의 해부학적 단면을 명확히 볼 수 있어, 항문괄약근이나 항문관의 해부학적인 문제들을 비교적 정확하게 파악할 수 있습니다.

특히, 직장-질 탈출증과 같은 해부학적 구조물의 약화나 결손으로 발생하는 질환들의 정도를 파악하는 데 유용합니다.

변실금의 원인이 되는 항문괄약근의 손상 여부와 손상 정도를 확인하는 데도 유용합니다. 더불어 항문주위농양, 직장농양, 또는 치루의 위치, 크기, 주행경로 등을 확인할 수 있고 의사가 해당 질환의 경로를

3차원적으로 파악할 수 있게 해줍니다. 또한, 치질이나 치루 수술을 받은 환자에서 생긴 변실금 여부나 수술 후 재발 회복 정도도 평가할 수 있습니다.

항문관이나 직장하부에 발생한 암의 침범 깊이도 세밀하게 파악이 가능합니다. 항문/직장암의 경우 CT나 MRI와 병행하여 초음파를 시행함으로써, 더 자세하게 암 자체의 깊이와 주변 림프절 전이 여부 등을 파악할 수 있습니다.

따라서 의사로 하여금 환자의 질환 상태에 대한 보다 풍부한 정보를 제공하여 치료에 도움을 줄 수 있습니다.

Q3. 항문초음파 검사는 힘든가요? 시간은 얼마나 소요되나요?

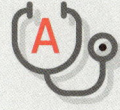 검사는 크게 힘들지 않으며, 시간은 약 5분 정도 내외로 소요됩니다.

• 자세히 설명해 드립니다.

최근 개발되어 시장에 판매되고 있는 항문초음파들은 항문에 삽입할 '프로브'라고 하는 도구의 크기가 기존보다 많이 줄어들고 있습니다.

과거의 항문초음파는, 질초음파용 프로브에 커버를 씌워 사용하는 경우가 많아, 항문통증이 심한 편이었습니다. 그러나 요즘 개발된 제품들은 항문 전용으로 제품들이 개발되었기 때문에 직경이 거의 1~2cm 정도로 가늘어져, 검사 시 항문 불편감이 많이 줄어들었습니다.

직장수지검사, 항문경검사, 항문초음파는 항문질환에 대해 평가하는 필수적인 세 가지 검사이며, 특히 항문초음파 검사는 저렴한 비용으로 항문의 상태를 자세히 파악할 수 있는, 가장 유용한 검사로 각광받고 있습니다. 특히 외래에서 손쉽게, 다양한 항문질환을 높은 진단도로 평가할 수 있습니다.

프로브라는 도구가 항문 내부 약 5cm 안까지 들어갔다가 나오면서 세밀하게 촬영하는 장비인만큼, 검사시간은 약 5분 정도로 오래 걸리는 검사는 아닙니다.

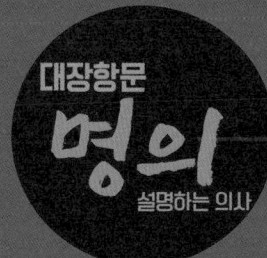

국립암센터 대장암센터 출신 5명의
대장항문외과 개원의들에게 묻는다.

III. 치열 & 그 외 항문질환

1. 치열

Q1. 변을 볼 때 찢어지는 통증이 있고 휴지에 선홍색 피가 묻어나오는데 치열인가요? _134
Q2. 치열은 어떤 병이고 왜 생기나요? _136
Q3. 항문이 아픈 이유가 치열 이외에 어떤 경우가 있나요? _137
Q4. 치열은 어떻게 치료하나요? 반드시 수술해야 하나요? 약물치료 하면 안 되나요? _138
Q5. 치열은 재발을 잘 하나요? 재발하지 않으려면 어떻게 하면 되나요? _141
Q6. 치열은 언제 수술하면 되나요? _142
Q7. 치열 수술 후 관리는 어떻게 하나요? _144
Q8. 치열을 예방하기 위해서는 어떻게 해야 하나요? 좌욕이 효과가 있나요? _145

2. 항문소양증

Q1. 항문 주위가 간지러운 이유는 무엇인가요? _146
Q2. 특발성 항문소양증이란 무엇인가요? _148
Q3. 특발성 항문소양증이 특히 밤에 심한 이유는 무엇인가요? _149
Q4. 항문이 간지러운 경우 그 원인을 어떻게 진단하나요? _150
Q5. 항문소양증은 어떻게 치료하나요? 수술도 필요한가요? _151
Q6. 항문소양증이 있을 때 어떤 음식을 조심해야 하나요? _152
Q7. 항문소양증은 재발을 잘하나요? 그 이유는 무엇인가요? _154
Q8. 항문소양증 치료를 위한 생활요법은 무엇인가요? 항문소양증 치료에 좌욕이 도움이 되나요? _155
Q9. 항문소양증에서 사용하는 연고 치료제는 무엇인가요? _157

3. 콘딜로마

Q1. 항문 콘딜로마는 무엇이고 왜 생기나요? _158
Q2. 항문 콘딜로마는 어떻게 치료하나요? _160
Q3. 항문 콘딜로마는 어떻게 전염되나요? _161
Q4. 항문 콘딜로마는 재발을 자주 하나요? _163
Q5. 항문 콘딜로마 예방주사가 있나요? _164

4. 그 외 항문질환

Q1. 직장류는 어떤 질환인가요? _165
Q2. 직장류는 어떻게 치료하나요? _167
Q3. 모소동(모소낭)은 어떤 질환인가요? _168
Q4. 모소낭은 어떻게 치료하나요? _169
Q5. 화농성 한선염은 어떤 질병인가요? _171
Q6. 화농성 한선염은 왜 생기나요? _172
Q7. 화농성 한선염은 어떻게 치료하나요? _173
Q8. 항문암은 흔한가요? _174

Ⅲ. 치열 & 그 외 항문질환

1. 치열

Q1. 변을 볼 때 찢어지는 통증이 있고 휴지에 선홍색 피가 묻어나오는데 치열인가요?

A 치열은 항문의 상피가 찢어져 발생하는 상처를 말합니다. 치핵만큼이나 흔한 질환입니다. 남녀를 가리지 않고 많은 빈도로 발생하고, 나이와 상관없이 발생합니다. 항문 주변에는 혈관이 풍부하기 때문에, 선홍색으로 피가 납니다. 치열이 발생하는 경우, 약 80% 이상의 환자분들이 쓰라리거나 아픈 증상을 참고 그냥 진료받지 않은 채로 지낸다고 합니다.

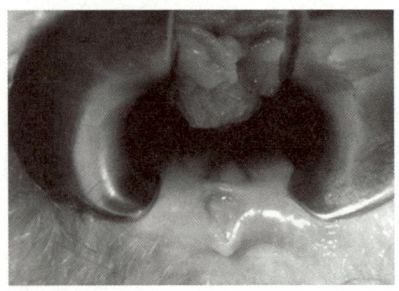 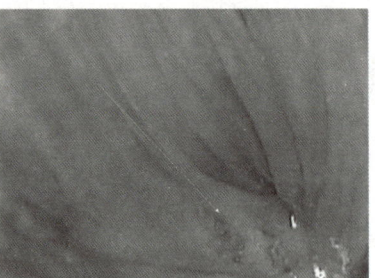

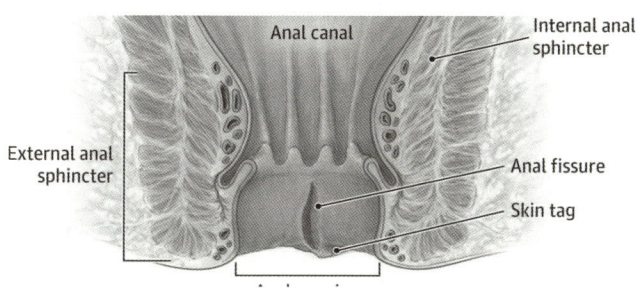

• 자세히 설명해 드립니다.

항문을 포함한 그 주변에는 혈관이 매우 풍부해서 항문상피가 찢어지게 되면 출혈이 발생되는 경우가 많고, 또 출혈량이 많을 수도 있습니다.

주로 대변을 닦을 때 발견하게 되며, 닦는 휴지나 변기에 묻어 나오는 선홍색 혈흔을 첫 증상으로 호소하는 경우도 많습니다.

치열만이 아니라, 치핵도 항문상피가 쉽게 찢어질 수 있어서 선홍색 피가 묻어 나올 수 있기 때문에, 선홍색으로 피가 나오는 경우는 치핵과 치열 모두를 의심해야 합니다.

극히 드물지만, 항문암이나 하부직장암에서도 출혈이 발생하는 만큼, 일단 정확히 원인을 모르는 선홍색 항문출혈은 정확한 진단을 위해 대장항문전문의의 진료를 받아볼 것을 권합니다.

Q2. 치열은 어떤 병이고 왜 생기나요?

> **A** 치열의 대부분은 설사처럼 대변이 아주 빠르고 강한 압력으로 항문 주위를 통과하거나, 변비처럼 항문이 늘어날 수 있는 최대 직경보다 더 큰 대변이 항문을 지나가면서 항문상피가 찢어져 발생하게 됩니다.

• 자세히 설명해 드립니다.

갑작스럽게 엄청난 압력으로 대변이 나가는 경우, 그러니까 설사를 하는 경우에 치열이 유발될 수 있으며, 정반대로 심한 변비가 있거나 음주 후에 딱딱하게 된 대변을 보는 경우에도 치열이 유발될 수 있습니다. 특히 설사의 경우, 설사시 발생하는 담즙의 강한 피부자극으로 인해 치열이 유지, 악화된다는 이론도 있습니다.

더불어 치열이 생기는 주된 이유 중에 하나는, 대변이 통과할 수 있을만큼 항문 괄약근이 이완되지 못하는 경우입니다. 이런 경우는 항문 괄약근이 과도하게 발달해서 상대적으로 두꺼울 때 발생합니다.

근육이 지나치게 발달한 보디빌더들은 너무 팔이 두껍다 보니 팔꿈치를 충분히 구부릴 수 없어서 와이셔츠 윗단추도 손으로 잠그지 못하는 경우도 있다고 합니다. 비슷한 논리로, 항문 근육이 너무 두꺼우면, 충분하게 항문이 벌어지지 못해 항문이 좁게 열리는 것입니다. 그 외에도 유독 항문피부 쪽으로 혈액의 공급이 적은 경우에 발생할 수 있습니다. 혈액공급이 부족해지는 부위는 대개 정해져 있는데, 그런 이유로 항문이 찢어지는 부위도 대개 비슷한 경우가 많습니다.

Q3. 항문이 아픈 이유가 치열 이외에 어떤 경우가 있나요?

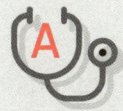 항문에 생기는 거의 모든 질환은 항문통증의 원인이 될 수 있습니다.

• 자세히 설명해 드립니다.

큰 크기의 치핵이나 치핵 내부에 출혈이 발생해서 굳어져 단단해지는 혈전성 외치핵, 앞서 언급한 항문주위농양이나 치루 등으로도 심한 항문통증이 발생할 수 있습니다. 더러는 질염이나 전립선염의 경우에도 항문 주변까지 통증을 느낄 수 있습니다.

드물게는 항문암 그 자체만으로도 극심한 항문통증을 만들어낼 수 있습니다. 직장류나 항문 거근증후군에서도 둔한 통증이 지속될 수 있습니다.

각각의 통증은 조금씩 특징이 다를 수는 있어도 결국 통증이 느껴진다는 점에서는 상당히 겹치기 때문에 동시에 2개 이상의 질환이 동반되는 경우에는 다양한 검사와 면밀한 평가를 통해 정확히 어떤 질환들이 있는지를 모두 확인해야 합니다.

Q4. 치열은 어떻게 치료하나요? 반드시 수술해야 하나요? 약물치료 하면 안 되나요?

A 우선, 먹는 약과 바르는 약으로 치료를 시도합니다. 다만 약물 치료로 호전되지 않을 정도로 심하거나 자주 재발하는 환자들은 치열 상처 부위를 제거해 주는 수술을 시행하기도 합니다. 기본적으로는 통증을 줄여 주기 위해 정상적이고 부드러운 배변을 유도하는 약을 복용하여 도움을 받을 수 있습니다. 변완화제나 유산균 등이 포함된 정장제를 사용하거나, 항문의 통증을 완화시키는 도포제나 좌약을 활용하여 치료를 유도합니다. 특히 파사렉트 연고는 치열 치료에 좋은 효과를 보여 널리 사용되고 있습니다.

• 자세히 설명해 드립니다.

대개의 치열은 수술을 우선적으로 고려하는 질환이 아닙니다. 왜냐하면 대부분의 치열은 상대적으로 경미한 경우에 진단되기 때문입니다.

치열 환자들은 항문이 자극되는 모든 형태의 행동에 통증을 느끼고, 무엇보다 배변하는 것만으로도 통증이 발생합니다. 따라서 치열 수술의 기본적 목표는 변비가 생기지 않고 부드럽게 변을 보도록 하는 것입니다.

그러므로 변이 크게 뭉쳐지지 않도록 변완화제가 주로 사용되고, 유산균이 포함된 정장제를 추가하여 부드러운 배변을 유도합니다. 특히 치열 통증을 줄여 주는 연고나 좌약들이 시중에 많이 나와 있습니다.

이들은 주로 항문괄약근의 압력을 줄여 주거나, 통증을 줄여 주는 치료제들입니다. 시중에서 많이 판매되는 제품은 파사렉트 연고, 푸레파인 연고 또는 좌약, 푸레파 연고 또는 좌약, 레반H연고, 그린솔트액 등이 있으며 이들 약물은 환자분의 주관적 증상을 개선하는 데 도움이 됩니다.

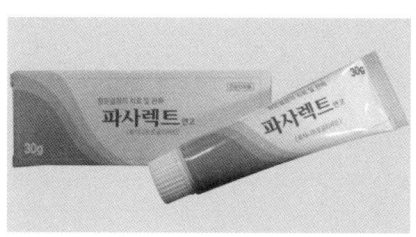

특히 파사렉트 연고는 치열의 치료에 좋은 효과를 보이고 있어, 최근 널리 쓰이는 치료제입니다.

다만 이렇게 배변을 잘 관리하고 통증조절을 잘 한다 해도, 연구에 따르면 거의 절반 이하의 환자들만 개선됩니다.

개인의 식사패턴이나, 변비성향, 항문 피부에 공급되는 혈관 형태가 대개 전형적이기 때문에, 절반 정도는 아예 특별한 호전을 기대할 수 없고, 약 1/4의 환자들은 일시적으로 좋아졌다 하더라도 재발한다고 합니다.

결국 수술하는 경우가 상대적으로 좋은 성적을 거두는 경우가 많고 기본적으로 만성 치열의 경우는 수술적 치료를 하는 것이 기본적으로 더 적합할 수 있습니다.

연구들에 따르면, 수술적 치료를 하는 경우가 약물치료만 하는 경우보다 재발이 훨씬 적다는 보고들이 많습니다. 수술은 딱딱하게 굳은 살이 배긴 치열의 흉터를 잘 절제하여 굳은살을 없애 주고 주변의 부드러운 살로 잘 덮어서 봉합해 줍니다.

봉합법은 다양한 방법들이 있습니다. 근본적으로는 항문의 괄약근이 지나치게 증가된 것이 원인일 수 있으므로, 괄약근 압을 낮추기 위해 일부 괄약근을 부분적으로 절제하기도 합니다.

괄약근을 일부 자르는 내괄약근 절개술은 오랫동안 시행되어 온, 간단하고 안전하면서 효과적인 방법이며, 환자들이 우려할 만큼 변실금이 흔하지는 않습니다.

Q5. 치열은 재발을 잘 하나요? 재발하지 않으려면 어떻게 하면 되나요?

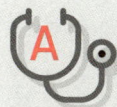 네, 맞습니다. 약 25~30%의 치열 환자들은 단기간(지속적) 또는 장기간(간헐적)에 걸쳐 재발합니다.

• 자세히 설명해 드립니다.

치열은 개인의 일상적 식사패턴이나 배변습관, 한 개인의 항문피부에 공급되는 혈관형태에 의해 발생하기 때문에, 병변이 회복된다고 하더라도 그 원인이 되는 식사패턴, 배변습관의 교정이 동반되지 않으면 재발할 가능성이 높습니다.

기본적으로는 변비나 설사 등의 배변양상의 변화나 높은 괄약근 압력 치열이 잘 생기기 때문에, 치열의 재발을 예방하고자 하면 일관된 배변습관을 유지하기 위한 노력이 필요합니다. 특히 음주는 배변습관의 극적인 변화를 유발하므로 금주하는 것이 좋고, 변비나 설사가 발생하지 않도록 섬유질이 풍부한 음식이나 프로바이오틱스를 복용할 수 있으며, 전문의와의 상담을 통해 약물의 도움을 받는 것도 좋은 방법입니다. 또한 좌욕도 증상을 완화시키는 좋은 방법입니다.

Q6. 치열은 언제 수술하면 되나요?

A 약물치료로 호전되지 않는 치열, 반복적인 치열의 재발, 만성 치열로 인한 췌피(피부꼬리) 형성의 경우에 수술을 진행하게 됩니다. 다만, 다른 질환으로 인해 발생하는 항문 상처와의 감별이 우선일 수 있어 대장내시경을 통해 다른 질환과의 감별을 우선하는 것이 권고됩니다.

• 자세히 설명해 드립니다.

치열은 일단 발생하기만 하면 바로 증상이 나타나기 때문에, 발생한 지 얼마 되지 않은 치열을 급성치열이라고 합니다. 그런 경우는 항문이 찢어진 부위가 딱딱하지 않고, 막 찢어진 상처가 보이게 됩니다.

그러나 치열은 대개 증상이 있더라도 참고 지내는 경우가 많다보니, 오래 방치하게 되는 경우가 많습니다.

그런식으로 두세 달 치열을 방치하다 보면, 찢어졌다 아물었다를 반복하며 상처난 주변 살들이 굳어지며 딱딱하게 변하게 되고, 찢어진 상처의 통증이 지속되거나 더 심해지게 됩니다. 그런 경우를 만성치열이라고 합니다. 이렇게 굳어지고 딱딱하게 항문이 만져지면서 항문통증이 심해지거나, 상처가 아물면서 웃자라게 된 흉터가 더러는 마치 치질처럼 튀어나오는 경우가 있습니다(췌피 형성).

이런 경우 환자들은 치열이 아니라 치핵으로 스스로 진단하는 경우가 종종 있습니다. 이러한 흉터가 지속적인 통증과 출혈을 반복하는 경우에는 수술을 통해 제거하게 됩니다.

대개는 의사가 항문을 잘 들여다보고 만져 보는 것만으로도 치열이 얼마나 심한지 알 수 있습니다.

특히 의사의 진찰과정에서 항문에 자극이 가해지는 것만으로도 심한 통증이 발생할 수 있습니다. 항문의 찢어지는 통증과 선홍색의 항문출혈을 치핵으로 짐작하고 방문한 환자들의 상당수가 치열로 진단되거나 치열과 치핵이 동시에 진단되기도 합니다.

다만, 하부직장암이나 항문암으로 직장이나 항문이 좁아지는 경우에도 유사한 형태의 통증이 발생하므로, 기본적으로는 대장내시경을 통해 항문만이 아니라 대장 전반에 걸쳐 평가해 보는 것을 권고드립니다.

또한 치열은 꼭 단순히 항문이 찢어진 것만이 아니라, 염증성 장질환이 항문에 발생한 경우, 면역저하자들에서도 특징적 형태로 나타나므로, 치열에 대한 다른 원인도 꼭 살펴보는 것이 좋겠습니다.

Q7. 치열 수술 후 관리는 어떻게 하나요?

> **A** 기본적으로 치질 수술 후 활동과 같습니다. 충분한 수분 섭취와 섬유질이 풍부한 음식 섭취를 권고하고 있습니다. 의사가 처방한 약물을 올바로 복용 및 도포해 주고, 산책이나 가벼운 조깅 등은 가능합니다. 다만 무리한 운동을 피하고, 자전거 타기, 스쿼트, 웨이트트레이닝과 같이 항문에 압박을 주는 운동은 피하는 것이 좋습니다.

• 자세히 설명해 드립니다.

치열 수술은 항문에 생긴 딱딱한 치열의 흉터부위(가피)를 제거하는 수술이므로, 수술 후 상태는 치핵절제술(치질수술)을 받는 후의 상태와 비슷합니다.

통증을 잘 조절하고 감염을 예방하고 불필요하게 항문을 자극하는 행동을 삼가는 것이 좋습니다. 무엇보다 배변습관에 영향을 미쳐 수술부위인 항문을 자극할 수 있는 행동을 하지 말아야 합니다.

대표적으로 술, 맵고 자극적인 음식, 인스턴트 음식 등은 약 2~4주 정도 피하는 것이 좋습니다.

변비가 생기지 않도록 수분을 충분히 섭취하고, 항문에 무리가 갈 수 있는 오래 앉아 있는 행동이나 좁은 모서리 등에 앉는 행동, 항문에 압력이 가해지는 자세가 되는 쪼그리고 앉는 자세, 무거운 운동을 드는 행위 등은 하지 않는 것이 좋습니다.

Q8. 치열을 예방하기 위해서는 어떻게 해야 하나요? 좌욕이 효과가 있나요?

> **A** 완벽하지는 않지만 음주, 과식, 자극적인 음식 섭취를 피하는 것만으로도 충분한 효과가 있습니다. 좌욕은 대부분의 항문질환을 관리하기 위해 항상 유용한 방법입니다.

• 자세히 설명해 드립니다.

일정한 배변습관을 유지하기 위해, 변비와 설사가 생기지 않도록 주의하는 것이 좋습니다.

음주는 일정한 배변습관을 방해하므로 좋지 않고, 자극적인 음식이나 안전하지 않은 식단은 설사를 유발할 수 있는 만큼 주의하는 것이 좋습니다. 섬유질의 음식과 프로바이오틱스 섭취 또한 도움이 됩니다.

좌욕은 대부분의 항문질환을 관리하기 위해 항상 유용한 방법입니다.
그리고 항문에 쓰라리거나 찢어질 듯한 통증이나 혈변이 발생하면 빨리 의심하여 대장항문외과의 진료를 받는 것이 중요합니다.

국립암센터 대장암센터 출신 대장항문외과 개원의들이 자세히 알려드립니다.

Ⅲ.치열 & 그 외 항문질환

2. 항문소양증

Q1. 항문 주위가 간지러운 이유는 무엇인가요?

> **A** 항문이 간지러운 이유 중에 가장 많은 것은 정확한 원인을 모르는 특발성 항문소양증입니다. 원인 없이 그냥 간지러운 것이 가장 많아 전체의 절반 정도를 차지하고, 선행하는 다른 다양한 원인에 의해서 항문에 가려움증이 발생하는 경우가 나머지 절반 정도를 차지합니다.

• 자세히 설명해 드립니다.

외래에서 진료를 하다 보면 항문이 단순히 가려워서 병원을 찾으시는 분들도 적지 않음을 보게 됩니다. 이렇게 항문이 가려운 증상을 "항문소양증"이라고 합니다. 그런데 이게 간단한 문제가 아닙니다. 항문은 피부 중 어느 부분보다 신경이 많이 분포해 있고 다양한 형태의 분비샘이 존재하고, 다른 피부와는 다른 환경에 처해 있기 때문에 작은 자극이나 작은 변화에도 예민한 부위입니다. 거기에다 항문에 발생할 수 있는 다양한 질환도 항문이 가려운 중요한 원인이 될 수 있습니다. 여러 연구에 따르면 대변이 피부에 닿기만 해도 이상반응이 발생하는 경우도 있었다고 합니다. 대부분의 항문소양증은 무른변을 주로 보거나, 변을 자주 보거나, 변이 새는 사람들에서 좀 더 높은 빈도로 나타나고 있습니다. 그리고 항문소양증으로 고통받는 사람들의 상당수가 커피를 많이 드시는 분들이었다는 다수 연구들의 공통된 결론이 있습니다. 물론 그 외의 다른 원인으로 항문소양증이 발생하는 경우도 있습니다. 콘딜로마라고 하는 바이러스성 항문질환이나, 칸디다와 같은 진균감염, 항문주변 세균감염, 접촉성 피부염 등이 원인이 될 수 있습니다. 그래서 다양한 원인들을 표로 정리해 보았습니다.

항문소양증의 원인

외적 요인	비만, 엉덩이가 커서 항문 주변의 살이 닿는 부분이 많은 경우, 항문 주변에 털이 많은 경우, 꽉 끼는 옷을 입는 경우
항문 요인	치열, 치열 때문에 발생한 피부흉터꼬리, 치루, 치질, 항문점막탈출, 괄약근 압력이 낮은 경우, 항문에 심한 흉터가 있는 경우
접촉물질 요인	거친 화장실 휴지, 축축한 휴지나 천으로 닦는 경우, 알코올, 국소마취제를 주사한 경우, 대변이 너무 자주 묻는 경우(대변이 새는 경우)
피부병 요인	건선, 지루성 피부염, 아토피, 피부 경화증
음식물 요인	커피(디카페인도 포함), 초콜릿, 매운 음식, 신맛 나는 과일, 토마토, 맥주, 유가공품(우유제품), 지방 가공품
질병 요인	염증성 장질환, 크론병, 궤양성 대장염
산부인과적 요인	질 소양감, 질 부위의 감염성 분비
감염요인	헤르페스 질환, 세균 감염, 진균 감염(곰팡이균)
암	항문 주변 발생하는 암(보웬병, 파젯병)
청결 요인	평소 굉장히 안 씻는 경우 과도하게 항문을 씻어 항문에 상처가 날 정도의 경우
심리적/정신적 요인	불안, 정신질환
방사선 치료	방사선 치료를 항문 주변에 받은 경우 그로 인하여 항문 괄약근의 손상이나 기능 저하가 발생한 경우
전신질환	황달, 당뇨, 만성신부전, 철 결핍성 질환, 갑상선 질환, 림포마, 진성적혈구증가증

Q2. 특발성 항문소양증이란 무엇인가요?

A 항문이 가려운 다양한 원인들 중에서 특별히 다른 원인 없이 항문의 가려움증만 호소하는 경우를 말합니다. 이런 경우를 특발성 항문소양증이라고 부르기도 합니다. 증상이 특히 심하고 계속 긁을수록 피부 병변이 악화되어 악순환을 반복하게 됩니다.

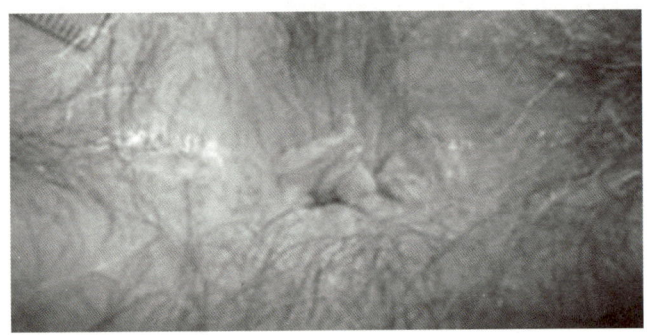

● 자세히 설명해 드립니다.

특별한 원인 없이 항문만 가려운 특발성 항문소양증은 일반적으로 일상생활에 심한 지장을 줄 정도의 가려움을 호소하는 경우가 많습니다.

처음에는 증상이 심하지 않다가 점차 더 심해지는 것이 일반적입니다. 특히나 4:1의 비율로 남성에게 많은 것으로 알려져 있지만, 항문 피부가 워낙 감각신경이 풍부하고 예민한 곳이라 실제 병원을 찾는 분들 중에는 여성 환자분들도 결코 적지 않습니다.

Q3. 특발성 항문소양증이 특히 밤에 심한 이유는 무엇인가요?

> **A** 일반적으로 밤에 좀 더 심해지는 것으로 알려져 있습니다. 일중 증상 변동만이 아니라 습하고 더운 환경으로 인한 피부 상태도 영향을 받을 수 있어 여름에 더욱 심해지는 것으로도 알려져 있습니다.

• 자세히 설명해 드립니다.

다양한 원인이 있겠지만 일중 호르몬 변동이나 알레르기 반응에 관여하는 히스타민의 영향으로 원인을 꼽는 경우가 일반적입니다.

호르몬의 일중변동이나 히스타민 분비가 야간이나 수면중에 더 높아지는데 하필이면 이러한 히스타민 분비가 피부 등의 알레르기 반응에 직접적으로 관여하기 때문입니다.

특발성 항문소양증의 가장 흔한 원인은 항문질환에 따른 항문 주위 피부의 분비물 형성으로 인한 피부알레르기 반응에 의한 것이므로 이러한 알레르기 반응의 연장선상에서 생각하시면 됩니다.

Q4. 항문이 간지러운 경우 그 원인을 어떻게 진단하나요?

> A 기본적으로 증상이 가장 중요하고, 항문 주위 피부의 전형적인 착색 여부도 진단의 포인트가 됩니다. 그 외에도 항문/직장수지검사를 통해 항문암이나 직장암 여부를 확인하게 됩니다. 또한 염증성 장질환 등을 감별하기 위한 내시경검사를 시행할 수 있습니다. 치루도 가려움증의 원인이 되므로 항문초음파 또한 필요한 검사입니다.

• 자세히 설명해 드립니다.

항문소양증은 다양한 원인에 의해 발생하고 상당히 주관적인 증상에 기반한 질환이기 때문에, 진단의 정확한 포인트를 잡기가 어렵습니다. 따라서 원인을 찾기 위한 노력이 반드시 필요합니다. 특정 원인 질환이 모두 없다는 것이 확인된 뒤에야 특발성 항문소양증을 해소하기 위한 치료가 가능합니다.

다른 원인 질환을 무시한 채 항문소양증의 '증상'만을 치료하는 것은 원인 질환을 방치하고 악화시키는 결과를 가져올 수 있기 때문에 주의해야 합니다.

특발성 항문소양증만의 가장 두드러진 특징으로, 항문가려움이 오래되면 의식적, 무의식적 영향으로 긁기 때문에 항문 피부의 연분홍색의 뚜렷한 착색이 관찰되는데, 이것이 발견되면 항문소양증의 치료를 검토해야 합니다.

Q5. 항문소양증은 어떻게 치료하나요? 수술도 필요한가요?

> **A** 단순히 항문소양증만 있는 경우라면 생활습관 교정만으로도 호전될 수 있습니다. 더불어 연고 처방으로도 상당한 증상 호전을 기대할 수 있습니다. 다른 항문질환이 원인이 되어 발생한 항문소양증은 그 원인이 되는 질환을 반드시 교정해야 합니다.

● **자세히 설명해 드립니다.**

가려움증을 호소하는 다양한 원인이 있겠지만, 특발성 항문소양증인 경우 유발음식을 먹지 않거나, 연고를 바르는 것만으로도 좋아질 수 있습니다. 다만 호전까지는 상당한 시간이 걸릴 수 있어, 인내심이 필요합니다. 연고를 바르게 되면 대개 상당히 빠른 속도로 증상이 개선될 수 있습니다.

다만 항문소양증을 유발시키는 다른 질환을 동반한 경우라면, 그 원인질환이 치료되지 않는 한 언제든 항문소양증이 발생할 수 있습니다. 그래서 원인질환이 무엇인지 정확히 아는 것이 중요합니다.

그 원인도 다양한 질환이 두 가지 이상 동반되는 경우라면 더욱 더 신중한 접근이 필요하고, 정확한 원인을 찾을 때까지 오랜 기간이 걸릴 수가 있습니다.

따라서 원인질환을 제거하는 치료를 하는 것이 항문소양증 치료의 가장 우선순위입니다.

항문소양증 그 자체에 대해서는 수술이 필요하지 않지만, 항문소양증을 유발하는 다양한 유발원인들을 일상생활에서 배제하는 것이 중요한 치료입니다. 당뇨나 간질환으로 인해서 항문질환이 유발되기도 하므로, 당뇨나 간질환을 잘 조절할 필요가 있습니다.

알레르기를 유발하는 항원으로 작용하는 음식물들을 섭취하지 않는 것도 필수적입니다.

Q6. 항문소양증이 있을 때 어떤 음식을 조심해야 하나요?

A 항문소양증은 주관적인 증상에 기반한 질환이기 때문에, 특정 음식을 규정하는 것이 어려운 경우가 많으나, 특히 커피와 녹차 등 카페인 음료를 피할 것을 교육하고 있습니다. 다만 연구결과에 따르면 디카페인 커피도 항문소양증을 유발할 수 있으므로 중단해야 합니다.

• 자세히 설명해 드립니다.

항문소양증의 치료에 있어서 다양한 유발원인들을 일상생활에서 배제하는 것이 중요합니다.

항문 피부에 알레르기를 유발하는 항원으로 작용하는 음식물들을 섭취하지 않도록 해야 합니다. 특히나 카페인은 항문소양증을 유발하는 중요한 원인으로 이미 다양한 연구들을 통해 널리 알려져 있습니다.

커피나 홍차, 탄산음료, 에너지드링크 등이 대표적인 카페인 음료입니다. 카페인 음료는 비정상적인 괄약근 압력의 이완을 가져와 잠재적인 변누출을 유발해 소양증을 악화시키는 것으로 알려져 있습니다.

특이하게도 디카페인 커피도 항문소양증을 유발할 수 있는 것으로 알려져 있습니다. 따라서 커피를 중단하는 대신 디카페인 커피로 대체해서 섭취해도 안 됩니다.

더불어 상대적으로 덜 알려진 유발원인인 맥주나 포도주 같은 발효 혼합 알코올성 음료도 소양증을 유발할 수 있습니다.

우유를 포함한 유제품도 소양증을 유발하는 것으로 알려져 있으며, 쉽게 접하고 매일 섭취하는 영양제인 비타민 C도 설문연구에서 원인 약물로 보고되고 있습니다.

매운 음식의 경우, 매운 맛을 촉발하는 캡사이신이 항문 점막을 자극해서 통증을 일으키고 항문 점막의 상처를 유발하게 되면 그로 인해 가려움증이 유발되기도 합니다.

직접적인 영향은 아닐 수 있지만 결과적으로는 항문소양증을 유발할 수 있다는 점에서는 가능성이 있는 셈입니다.

Q7. 항문소양증은 재발을 잘하나요? 그 이유는 무엇인가요?

A 항문소양증은 자주 재발하는 질환입니다. 기본적으로는 반복적이고 습관적인 음식 섭취와 연관된 경우가 많기 때문이고, 대표적으로 거론되는 커피나 음료수의 경우, 일상생활에서 쉽게 중단하기 어렵기 때문입니다.

• 자세히 설명해 드립니다.

항문소양증은 전 인구의 약 5~8%에서 발생하는 다빈도 질환입니다. 남자가 여자보다 약 3~4배 정도 더 많이 발생하고 40~50대의 장년층에서 더 많이 발생하는 것으로 알려져 있지만, 최근의 일부 연구에 따르면, 그보다 젊은 연령대인 20~30대에서는 거의 남녀의 비율이 1.5~2 :1의 비율을 보입니다.

그러다 보니 증상 때문에 실제로 병원을 찾는 환자들의 경우 여성환자가 오히려 더 많은 것처럼 느껴지기도 합니다.

항문소양증의 가장 흔한 유발원인인 커피나 탄산음료, 에너지드링크, 맥주, 유제품은 일상생활에서 쉽게 접할 수 있고, 선호도가 높은 식품류입니다. 그러다 보니 증상이 상당 기간 개선되어 유지된다 하더라도, 어느 정도 안심하고 유발원인이 되는 식품을 다시 섭취하기가 쉽습니다. 그러면 재발확률도 높아집니다. 더불어 반복적으로 다가오는 계절의 변화(특히 여름)나, 여행 등의 급격한 환경변화도 항문소양감의 재발에 기여할 수 있습니다. 따라서 재발 빈도가 잦을 수밖에 없습니다.

Q8. 항문소양증 치료를 위한 생활요법은 무엇인가요? 항문소양증 치료에 좌욕이 도움이 되나요?

> **A** 항문소양증을 유발하는 식품류를 중단하는 것이 가장 확실한 방법입니다. 더불어 의식적으로든 무의식적으로든 항문을 긁지 않도록 노력하는 것이 필요합니다. 또한 항문 청결을 위한 관리에도 세심한 주의가 필요합니다.

• **자세히 설명해 드립니다.**

항문소양증은 심한 경우 업무의 집중도를 떨어뜨리고 일상생활을 거의 유지할 수 없을 정도로 삶의 질을 매우 저해할 수 있습니다. 그렇기 때문에 치료를 위한 굳은 각오와 의사-환자 간의 신뢰 형성이 중요합니다.

앞서 말씀드린 대로 항문소양증을 유발하는 식품을 중단하는 것은 가장 중요하고 확실한 방법입니다. 다만 결코 쉬운 방법은 아닙니다.

또한 항문을 긁는 행위는 항문 피부를 탈색시키고, 항문 주변의 상처를 유발하여, 치열을 유발하거나 2차적인 항문 주위 피부 감염을 유발할 수 있습니다. 그것이 다시 항문 감염성 질환을 초래하기도 합니다.

더불어 지나치게 관리가 안 되어도 문제가 되지만 너무 깨끗하게 관리하기 위해 노력해도 문제가 됩니다.

대부분은 청결하게 관리가 되지 않아 발생하지만, 청결하게 관리하기 위해 너무 열심히 항문 부위를 닦아내거나, 비누나 청결제 등의 세척제 종류로 닦아내는 것이 항문 피부 손상을 유발할 수 있어서 역설적으로 항문소양증을 악화시킬 수가 있습니다.

불가피한 경우가 아니라면 좌욕 등을 통해 맹물로만 씻어내는 것을 권고합니다.

비데의 사용이 항문 상처를 자극해서 항문소양증을 악화시킨다는 보고도 일부 있는 만큼, 항문소양증이 심하고 항문 상처가 있는 경우에는 비데의 사용보다는 좌욕을 하는 것을 더 권고하며, 비데를 사용하는 경우에도 수압을 약하게 하거나 엉덩이를 틀어서 항문에 직접적으로 강한 물줄기가 닿지 않도록 하는 것도 방법이 됩니다.

좌욕을 하고 건조하게 말리고 연고를 발라 주는 경우는 도움이 되지만, 좌욕을 하고 항문이 습한 경우를 유지하는 경우는 오히려 항문소양감을 악화시킬 수 있습니다.

Q9. 항문소양증에서 사용하는 연고 치료제는 무엇인가요?

A 증상이 심할 경우, 의사와 상담하여, 디푸코 연고 또는 네리소나 연고(디플루코르톨론발레라이트)와 같은 국소 도포용 제품을 단기간 사용하기도 합니다.

• 자세히 설명해 드립니다.

항문소양증의 치료시, 부분마취용 크림 단독 사용은 한두 시간 이내의 증상완화만 기대할 수 있습니다.

만일 진균에 의한 감염을 확실히 배제할 수 있는 경우에는 항히스타민제를 사용하기도 합니다. 특발성 항문소양증만 단독으로 있는 경우, 네리소나 연고나 디푸코 연고 같은 연고를 처방하기도 하는데, 효과가 매우 즉각적입니다.

오랫동안 고생해 온 환자분들은 드라마틱한 증상호전을 경험합니다.

반면 연고를 1개월 이상 장기간 사용할 경우 항문피부의 변형을 유발하여 역설적으로 항문소양증을 악화시킬 수 있어, 일반적으로 항문소양증이 완화되면 단기간만 사용하게 됩니다.

많은 빈도는 아니지만, 진정제를 사용하거나 바이오피드백, 국소스테로이드 주사 치료를 하기도 합니다.

국립암센터 대장암센터 출신 대장항문외과 개원의들이 자세히 알려드립니다.

Ⅲ. 치열 & 그 외 항문질환

3. 콘딜로마

Q1. 항문 콘딜로마는 무엇이고 왜 생기나요?

> **A** 콘딜로마라고 부르는 이런 항문 사마귀는 흔히 곤지름이라고 불리며, 인간유두종바이러스(HPV)에 의해 발생하는 질환입니다. 콘딜로마는 환자가 불편감을 느낄 만큼 오돌토돌하게 만져지는 피부병변을 말하며, 항문에서 생기는 가장 흔한 성매개 질환입니다. 다만 성적 접촉 없이도 전염되는 경우도 보고된 적 있어서 막연한 편견은 경계할 필요가 있습니다.

• 자세히 설명해 드립니다.

콘딜로마는 대개 항문에 생기는 우둘투둘한 독특한 형태의 병변이 가장 전형적이지만, 가려움증, 분비물, 통증, 병변에 자꾸 대변이 묻어서 생기는 위생적인 곤란함, 병변에서의 출혈 등이 환자들에게 고통과 걱정거리가 됩니다.

콘딜로마 조직을 떼어내서 조직검사를 하거나 필요시 인유두종바이러스 검사를 시행하여 진단할 수 있습니다.

　인유두종바이러스검사는 반드시 필요한 검사는 아닙니다. 조직검사는 확진을 위해 중요한 검사이며, 인유두종바이러스 검사는 바이러스 타입을 확인함으로써 암을 유발시킬 수 있는 고위험군의 바이러스 타입인지, 단지 사마귀만 유발할 수 있는 저위험군 바이러스 타입인지를 확인할 수 있습니다.

　일반적으로는 6번, 11번 타입의 인유두종바이러스가 콘딜로마에서 가장 흔한 타입이기는 하지만 그 외에 16번, 18번 등도 원인 유형이 됩니다.

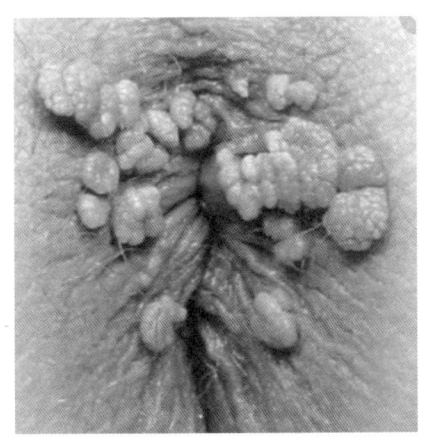

Q2. 항문 콘딜로마는 어떻게 치료하나요?

> **A** 기존에는 수술적인 제거를 우선적으로 검토했습니다. 콘딜로마로 인한 불편감이 심해지면, 국소마취 후 제거하는 방법입니다. 다만, 최근에는 콘딜로마 부위에 치료제를 발라 주어 해결하는 경우도 많습니다. 작은 범위의 콘딜로마는 치료제를 바르는 것만으로도 단기간에 없어질 수도 있고, 사이즈가 큰 경우는 크기를 줄여 준 뒤 남은 콘딜로마를 제거하기도 합니다.

• 자세히 설명해 드립니다.

다양한 방법들을 사용할 수 있는데, 치료의 개념은 간단히 말해서 피부에 생긴 콘딜로마 병변을 가급적 남김없이 제거하는 것입니다.

다만 드물게 항문암으로 진행하는 경향이 있기 때문에, 심한 경우에는 조직검사를 해 보는 것이 필요합니다.

연고로 치료하는 방법도 있으나, 연고의 종류에 따라 치료방법이 다르고, 항바이러스 연고의 경우 오랜 기간 연고를 발라야 합니다. 그럼에도 뚜렷한 호전을 기대할 수 없는 경우가 많습니다. 적용하는 연고에 따라 다양한 부작용이 가능하고, 재발이 잦을 수 있습니다.

넓고 심한 콘딜로마의 경우, 수술을 먼저할 수도 있고, 최근에는 연고 치료를 병행하기도 합니다.

우선 연고(알다라크림)를 발라 크기를 줄인 뒤 남은 콘딜로마를 제거하는 방법을 활용할 수도 있습니다. 만일 콘딜로마가 발생하면 의료진과 충분히 상의하는 것을 권고드립니다.

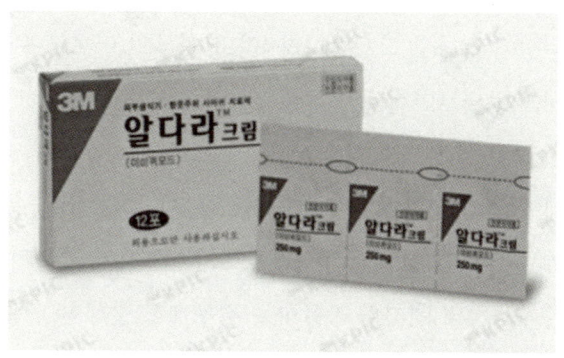

Q3. 항문 콘딜로마는 어떻게 전염되나요?

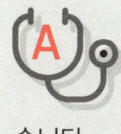 1회의 성접촉만으로도 약 50~70% 정도로 감염될 확률이 높지만, 꼭 성관계만이 아닌 경우로도 전염되는 사례 보고들이 있습니다.

• 자세히 설명해 드립니다.

인유두종바이러스의 전염력은 매우 강력하기 때문에 1회의 성접촉으로 감염될 확률이 50~70%에 이르는 것으로 알려져 있습니다.
더불어 무증상으로 인유두종바이러스를 보유하는 경우가 많기 때문에 통계적으로 인생 전체에 걸쳐 전 인구의 30~40%가 인유두종바이러스를 보유하고 있는 것으로 보고되고 있습니다.

따라서 인유두종바이러스는 부정한 성관계만이 아니더라도 언제든 감염될 가능성이 높다고 하겠습니다. 다만 일부의 인유두종바이러스가 사마귀 형태의 콘딜로마를 유발하는 것이라고 이해하시면 되겠습니다.

보고 사례에 의하면 콘딜로마 바이러스를 제거하는 수술을 담당했던 의사의 코에 콘딜로마가 발생한 사례도 있고, 아시아 국가의 보고 사례에서는 공중목욕탕의 벤치를 공유하는 경우에도 발생한 사례가 있어서 꼭 성교만이 아닌 경우들도 종종 보고되는 편입니다.

일부 대중의 인식에서는 항문성교가 항문 콘딜로마를 유발하는 것으로 알려져 있지만, 반드시 항문성교만이 항문콘딜로마를 유발하는 것은 아니고, 일반적인 방식의 성교로도 콘딜로마가 유발될 수 있기 때문에 막연한 편견을 가져서는 안 될 것입니다.

심지어 밀접한 피부 접촉만으로도 항문 주변에 옮길 수가 있다고 합니다. 따라서 정확히 언제 발생했는지를 정확히 판단할 수 없는 경우들도 많습니다.

Q4. 항문 콘딜로마는 재발을 자주 하나요?

A 기본적으로는 언제 발생했는지 정확히 알기 어려운 경우가 많고 재발이 워낙 잦은 질환이라 완치를 기대한다기보다 재발하지 않고 얼마나 오랫동안 유지가 되는가를 치료종결의 시점으로 보는 편입니다. 절반 이상에서 재발한다고 알려져 있기 때문에, 한 번의 제거가 완치로 이어지지 않는다는 점은 알고 계시는 것이 좋겠습니다.

• 자세히 설명해 드립니다.

콘딜로마 제거수술을 받는 환자분들의 경우 대다수는 콘딜로마 제거 자체를 바이러스 제거로 받아들이는 경우가 많은데 사실상 콘딜로마를 제거한다고 해서 바이러스가 제거되는 것은 아니기 때문에 콘딜로마의 개수가 많고 크기가 클수록 더 재발이 잦을 수 있습니다.

재발 확률이 매우 높기 때문에 치료의 개념보다는 관리의 개념으로 접근하는 것이 맞습니다.

더불어 재발이 잘 된다고 해도 결국에는 정도와 빈도가 줄어들기 때문에, 재발이 자주 있다 하더라도 낙담하거나 포기하지 말고 필요시 병원에 방문하여 치료를 받는 것이 바람직합니다.

Q5. 항문 콘딜로마 예방주사가 있나요?

A 기본적으로는 인유두종바이러스에 대한 예방주사 접종을 권고하는 편입니다. 대표적으로 가다실(9가)과 서바릭스(4가) 예방주사가 권고됩니다.

• 자세히 설명해 드립니다.

서바릭스나 가다실과 같은 자궁경부암예방주사로 알려진 인유두종바이러스 예방주사는 공히 예방적 효과가 뛰어난 것으로 알려져 있습니다.

다만 4가 백신(서바릭스)은 가장 흔한 인유두종바이러스 타입인 6번, 11번 타입을 포함한 16, 18번 타입에 대응하는 백신이며, 9가 백신(가다실)은 거기에 31, 33, 45, 52, 58형 타입을 추가하여 대응한 백신이므로 종합적으로는 보다 광범위한 바이러스 대처가 가능한 9가 백신을 접종받으실 것을 권고드립니다.

가다실 9가 백신은 총 3회를 맞아야 합니다. 처음 맞고 나서 2개월 뒤에 1번, 6개월 뒤에 1번으로 첫 접종 1년 안에 총 3회의 접종을 완료해야 효과를 볼 수 있습니다.

국립암센터 대장암센터 출신 대장항문외과 개원의들이 자세히 알려드립니다.

III. 치열 & 그 외 항문질환

4. 그 외 항문질환

Q1. 직장류는 어떤 질환인가요?

> **A** 직장류란 직장을 받쳐 주는 직장의 앞벽이나 뒷벽이 약해지며 지지를 못해 약한 벽쪽으로 장이 돌출되는 질환을 말합니다. 직장과 질 사이의 벽이 약해져 직장이 질쪽으로 늘어나는 경우가 대부분입니다. 따라서 환자의 거의 대다수는 여성입니다.

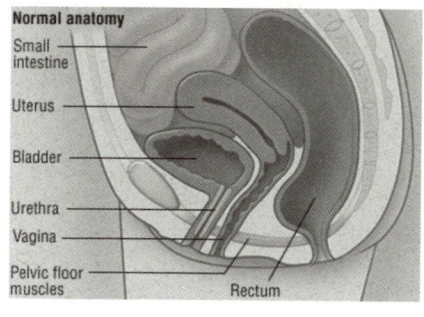
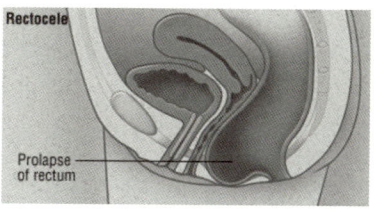

• 자세히 설명해 드립니다.

 골반에는 다양한 장기가 담겨 있습니다. 특히 여성은 자궁과 난소, 난관, 방광 그리고 직장 등이 아주 좁은 간격으로 골반내에 위치하고 있습니다. 그리고 이런 자궁, 난소, 방광은 적절히 위치하도록 잘 지지되어 있습니다.

 그런데 여성이 출산을 경험하게 되고 출산 경험이 많으면 많을수록, 더러는 출산시에 아기가 산도를 내려오면서 가해지는 과한 자극, 또는 자궁의 질환이 있어서 넓게 자궁을 제거하게 되는 경우로 인해서, 자궁, 난소, 방광을 적절히 잘 지지하는 기능을 가진 지지구조들이 과도하게 늘어지는 경우가 생길 수가 있습니다.

 그렇게 되면 골반을 지지하는 구조들이 과도하게 늘어나 버리면서, 구조 자체가 약해질 수 있습니다. 가장 흔한 경우가 바로 질과 직장 사이의 벽이 약해지는 경우입니다.

 그렇게 질과 직장 사이의 벽이 약해지면, 대변이 바로 항문으로 나가는 것이 아니라 늘어난 직장벽쪽으로 대변이 진행하며 질쪽으로 밀려나, 마치 질에서 대장이 튀어나온 것처럼 보이는 경우를 바로 직장류라고 합니다. 그렇게 두드러지게 튀어나오기 전에, 배변하기 힘들고 불편한 느낌이 첫 증상으로 나타나게 됩니다.

 아주 드물게 전립선 수술을 한 남성들에서도 발생하는 경우가 있는데, 이 경우는 직장에서 대변이 고여 배변하기 힘든 증상으로 나타나기도 합니다.

Q2. 직장류는 어떻게 치료하나요?

> **A** 기본적으로는 심한 변비로 인한 고통이 큰 만큼, 변비를 완화시키는 약으로 먼저 조절을 해 보고 회복에 상당한 문제가 있을 경우, 골반의 약해진 지지구조를 보강해 주는 수술을 진행하기도 합니다.

• **자세히 설명해 드립니다.**

환자분들께서 증상이 생기면 상당히 불편해 하면서도 섣불리 의료기관을 찾지 못하고 숨기는 경우가 있기 때문에, 증상발생 시 즉각적으로 치료로 이어지는 경우는 드문 편입니다.

기본적으로는 심한 변비로 인한 고통이 큰 만큼, 변비를 완화시키는 약으로 먼저 조절을 해 보고 회복에 상당한 문제가 있을 경우, 골반의 약해진 지지구조를 보강해 주는 수술을 진행하기도 합니다.

직장류가 생긴 쪽의 구조를 보강하는 수술을 진행합니다. 주로 질쪽으로 약화되기 때문에 질벽의 보강을 목표로 수술을 진행합니다.

Q3. 모소동(모소낭)은 어떤 질환인가요?

A 모소동(모소낭)은 엉덩이가 양측으로 갈라지는 부분 바로 윗쪽, 그러니까 꼬리뼈의 거의 가장 아랫쪽 피부에 발생하는 피부 감염을 말합니다. 원래는 "주머니" 또는 "구멍 자체"를 뜻하는 말이지만, 여기서 발생하는 감염성 질환 그 자체를 의미합니다. 계속 감염이 생겨 아프고 붓고 고름이 나오는 상태일 수도 있고, 은근하게 불편감과 진물이 나오는 경우도 있습니다.

• **자세히 설명해 드립니다.**

이 질환은 아직까지도 정확한 원인이 명확히 밝혀지지 않았습니다. 대개는, 꼬리뼈 부분 피부의 모낭에서 발생한 감염 때문에 유발되는 것으로 추측하고 있습니다. 모소동이라는 구멍 내 피부에 있는 모낭에서 모소낭 안쪽으로 털이 자라나 엉키면서, 이물질들이 배출되지 못하고 모여 감염이 발생하는 것이라는 설이 가장 널리 받아들여지고

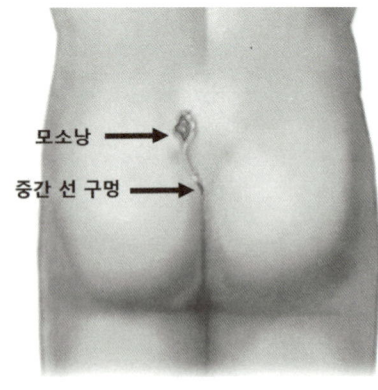
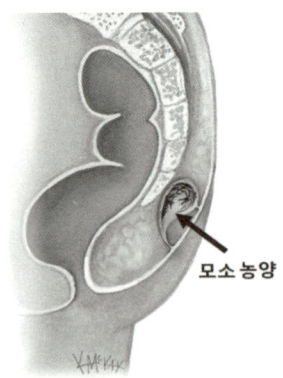

있습니다.

대개 젊은 연령대엔 20대에 발생하고, 대개 남:여의 비율이 3~4:1로 남성에게서 많습니다.

특히 털이 많은 사람들에서 더 많고, 엉덩이쪽으로 습기가 계속 차 있거나 밀폐된 경우에 많이 생깁니다. 그러다 보니 군대에서 모소낭 환자들이 굉장히 많이 생깁니다.

약 절반 정도의 환자에서는 가족력이 있다고 합니다. 게다가 굉장히 잘 낫지 않고, 수술 후 회복도 긴 것으로 되어 있습니다.

Q4. 모소낭은 어떻게 치료하나요?

> **A** 감염 또는 고름이 발생한 부위를 절개해서 고름을 빼주거나, 모소낭을 포함한 주변조직을 절제하는 방법이 있습니다. 다만 반복적인 염증을 유발하는 경우 주변조직을 광범위하게 절제하기도 합니다. 광범위하게 절제가 이뤄지는 경우는 성형외과적인 피부봉합이나 피부이식까지도 검토할 수 있습니다.

• **자세히 설명해 드립니다.**

이러한 모소낭은 통증이 심하거나 고름이 많이 나온다면 일단 고름이 나오는 부분을 절개해서 열어 주는 수술을 해 주는 게 좋습니다(절개배농술).

그리고 자주 좌욕을 하며 치유되기를 기다리는 방법을 사용합니다. 다만 이 방법은 근본적인 방법은 아니고 많게는 약 40% 정도에서 재발하는 것으로 알려져 있습니다.

병변에서 특별히 고름이 나오거나 통증이 없다고 하면, 또는 뚜렷하고 작게 고름주머니가 그려진다면, 완전히 제거하고 피부를 봉합하는 방법도 있습니다.

반복적으로 재발을 하거나 감염부위가 큰 경우, 모소낭의 부위 전체를 충분히 포함해서 제거하는 방법을 택하기도 합니다. 그런 경우, 절제 범위가 커질 수도 있습니다.

그래서 피부봉합 시 피부 피판을 만들어 봉합하거나, 피부를 이식하는 등 성형외과적인 다양한 수술법이 사용될 수 있습니다.

그리고 범위가 넓게 절제되는 만큼, 회복까지는 상당히 오랜 기간이 필요하고, 회복하는 동안 다양한 문제가 발생할 수도 있습니다.

Q5. 화농성 한선염은 어떤 질병인가요?

> **A** 화농성 한선염은 보기 드문 병이기는 하지만 엉덩이, 회음부를 아우르는 넓은 부위에서 마치 여드름이나 피하농양 같은 병변이 여러 군데에서 흩뿌려지듯 발생하는 병변을 말합니다.

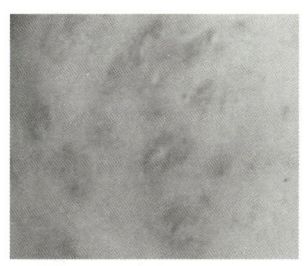 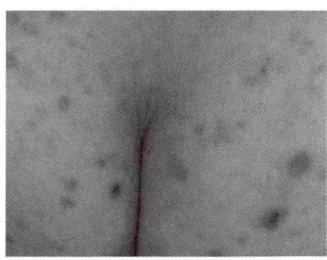

• 자세히 설명해 드립니다.

화농성 한선염은 흉터만 보더라도 매우 전형적인 질환입니다.

질환이 발생한 환자는 굉장히 오랫동안 고생을 해 오고 있고 또 그 과정에서 다양한 치료를 받았지만 잘 낫지 않는 경험을 공통적으로 가지고 있습니다. 그만큼 치료가 어렵고 재발이 많다는 뜻입니다.

화농성 한선염은 심한 형태의 여드름이 엉덩이 전체에 걸쳐서 계속 생기고 낫고를 반복하는 질환이라고 간단히 정리해 볼 수 있겠습니다.

대개 사춘기 후반부터 시작해서 20~30대 때 증상이 발생하는데, 꼭 그 나이에만 발생하는 게 아니고, 한참 지난 50~60대까지도 계속 고생하시는 경우도 있습니다.

Q6. 화농성 한선염은 왜 생기나요?

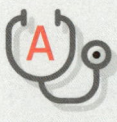 명확하지 않지만 성장호르몬의 영향, 오래 앉아 있는 상황, 접촉성 피부염, 위생 불량, 덥고 습한 원인, 식습관 등도 연관이 있습니다.

• 자세히 설명해 드립니다.

대개 20~30대에 발생하고 마치 여드름처럼 엉덩이 전체에 퍼져 발생하기 때문에, 사춘기에 나타나는 2차 성징과 그로 인한 호르몬 변화가 원인이 있을 것으로 생각되고 있습니다. 거기에 잘 씻지 못하는 청결 정도나 위생상태, 엉덩이 쪽으로 땀이 많이 차는 복장을 입는 경우, 고온다습한 환경이나 흡연도 하나의 원인입니다.

이 화농성 한선염은 여전히 확실하게 밝혀진 원인은 없습니다. 그러나 대개 모낭(털주머니)이 막히면서 모낭 내부가 균에 의해 감염되어 발생된다고 인정되고 있습니다. 마치 엉덩이에 발생한 여드름처럼, 아프고 붓고 열감도 있게 됩니다. 그리고 이것이 어느 한부분만이 아니라 엉덩이 여러 곳에서 동시다발성으로 발생하기도 합니다.

한번 발생하면 굉장히 오랫동안 병을 달고 살기 때문에, 환자분들이나 의료진이나 그러려니 하면서 놓치지 말아야 할 것은, 전형적인 화농성 한선염이 아닌 다른 질환도 동반되는 것입니다. 전형적인 화농성 한선염 이외에, 혹시라도 암을 의심할 병변이 없는지 주의해서 체크해 볼 필요가 있습니다.

Q7. 화농성 한선염은 어떻게 치료하나요?

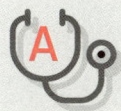 항생제를 사용하고, 듣지 않는 경우 수술적 치료를 검토합니다. 피부과적으로는 식단조절을 제안하고 있습니다.

• 자세히 설명해 드립니다.

화농성 한선염에 대해 아주 효과적인 치료법은 없습니다.

일단 잘 낫지 않고 자주 재발하는 질환이라는 것을 인정하고, 적절히 치료를 받는 것이 중요합니다.

처음에는 항생제 치료를 시도하고 이것이 효과가 좋은 경우도 많습니다. 항생제로 인한 치료로 개선되지 않고 큰 고름집을 만드는 경우는 고름을 열어서 빼주는 절개배농술을 시행할 필요가 있습니다.

물론 심한 고름집을 완전히 제거할 수 있다면 가장 좋겠지만, 너무 여러 부위를 절제해야 할 것 같으면 가장 치료 가능한 병변을 위주로 제거하게 됩니다.

피부과적으로는, 화농성 한선염의 발생과 재발에 관여하는 주요 원인으로, 선천적 요인뿐 아니라, 칼로리 과다나 고탄수화물 편중된 식사 섭취를 꼽고 있습니다. 밀가루 또는 쌀등의 편중된 식사(면, 빵, 떡류)를 즐겨 하고 있었다면, 이를 줄이는 것도 재발을 줄이는 관리방법의 하나입니다.

Q8. 항문암은 흔한가요?

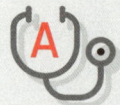
항문암은 말 그대로 항문에서 생기는 암으로, 전체 암 중에서는 0.1% 정도이고, 대장암 중에서는 약 1% 정도를 차지합니다.

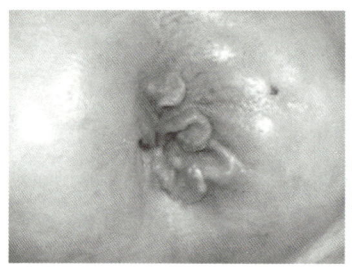 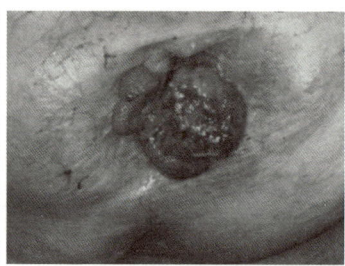

〈항문암의 임상소견〉

• 자세히 설명해 드립니다.

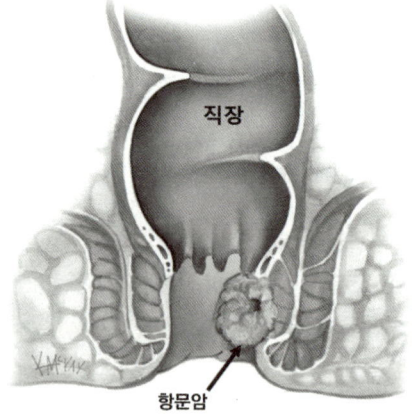

항문도 크게 보면 대장에 속할 수 있다는 생각으로, 항문암을 대장암의 연장선상에서 생각하시는 경우도 있지만, 의외로 대장암과 상당히

다른 암입니다.

실제로 대장암은 조직학적으로 선암이 압도적이지만, 항문암은 80% 정도가 편평세포암이고 15% 정도만이 선암입니다.

대개 사람유두종바이러스(HPV) 감염이 이러한 편평세포암의 발생에 밀접하게 관련된 것으로 알려져 있습니다. 더불어 면역결핍질환, 특히 후천성 면역결핍증이나 이식 후 상태에서 면역억제치료를 하는 경우에서 항문암의 위험도가 상당히 높아지는 것으로 보고되고 있습니다. 과거에 방사선치료를 받았던 경우에도 항문암의 빈도가 높습니다.

항문암은 초기에 의심이 쉽지 않고, 치열이나 치루와 같은 다른 질환으로 진단되는 경우가 많기 때문에 암이 상당히 진행한 단계에서 진단되는 경우가 흔합니다. 아주 초기에 발견되는 경우에만 국소절제가 가능하고, 그렇지 않은 경우는 항암방사선치료를 선택하게 됩니다.

항암방사선치료로 효과가 없거나 잔여병변이 있는 경우는, 복회음절제술처럼 항문을 없애고 장루를 만들 수 있으므로 조기진단이 매우 중요합니다.

따라서 항문질환은 단순히 수지검사뿐만 아니라, 직장경, 직장초음파로도 병변을 반드시 확인해 보는 것이 중요합니다.

의심스러운 병변은 조직검사를 해 볼 필요도 있습니다. 항문질환이 있을 때에는 반드시 대장항문외과 전문의와 상의를 하는 것이 좋습니다.

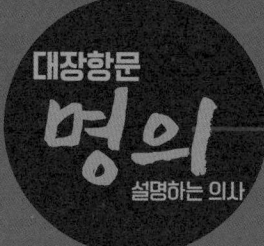

국립암센터 대장암센터 출신 5명의
대장항문외과 개원의들에게 묻는다.

IV. 대장내시경

1. 대장내시경 검사

Q1. 대장내시경 검사로 무엇을 확인할 수 있나요? _178
Q2. 대장 관련 증상이 없는데도 대장내시경을 해야 하나요? _180
Q3. 대장 관련 증상이 있다면 대장내시경을 해야 하나요? _181
Q4. 대장암 진단을 위해 대장내시경 대신 분변잠혈(FOB)검사를 하면 안 되나요? 분변잠혈검사는 부정확하다고 하던데 사실인가요? _182
Q5. 대장내시경은 몇 살부터 하는 것이 좋은가요? 대장암 가족력이 있을 때는 언제부터 검사하는 것이 좋나요? _183
Q6. 대장내시경은 몇 살까지 해야 하나요? _185
Q7. 대장내시경은 얼마나 자주 해야 하나요? _186
Q8. 당일에도 대장내시경이 바로 가능한가요? 위내시경과 같이 대장내시경을 해도 되나요? _187
Q9. 대장내시경으로 치질 수술을 할 수 없나요? 치질 수술하는 날 대장내시경을 같이 하면 안 되나요? _189
Q10. 대장내시경 회수시간으로 '6분'을 이야기하는데 어떤 의미인가요? _190

2. 대장내시경 준비

Q1. 대장내시경을 하기 전 의료진에게 미리 알려야 하는 사항은 무엇이 있나요? _191
Q2. 대장내시경을 하기 위해 준비는 어떤 준비를 하면 되나요? _193
Q3. 장 청소를 잘하기 위한 방법은 무엇인가요? 대장내시경 장 청소가 잘 안 되었을 때는 어떻게 하나요? _194
Q4. 대장내시경 검사 위해 장 청소를 해야 한다고 하던데 편하게 하는 방법은 없나요? 대장내시경 장 청소약으로 알약이 있다고 하던데 차이점은 무엇인가요? _195

3. 진정 대장내시경

Q1. 대장내시경을 편하게 받을 수 있는 방법은 없나요? _197
Q2. 진정(수면)내시경은 위험하지 않나요? _199
Q3. 진정내시경 시 잠꼬대를 많이 한다고 하던데 사실인가요? _200
Q4. 진정내시경 후 운전은 언제부터 해도 되나요? 일상생활은 언제부터 가능한가요? _202

4. 대장내시경 후 주의사항

Q1. 대장내시경의 합병증으로는 어떤 것이 있나요? _204
Q2. 대장내시경은 장비가 더 중요한가요, 시술하는 의사가 더 중요한가요? 대장내시경을 잘하는 의사를 찾는 방법은 무엇인가요? _205
Q3. 대장내시경 후 좌욕을 하면 좋은가요? _207
Q4. 대장내시경 후 조직검사 결과는 언제 나오나요? 대장암으로 진단되면 향후 어떤 조치가 이루어지나요? _208

국립암센터 대장암센터 출신 대장항문외과 개원의들이 자세히 알려드립니다.

Ⅳ. 대장내시경

1. 대장내시경 검사

Q1. 대장내시경 검사로 무엇을 확인할 수 있나요?

> **A** 　　대장내시경으로 확인할 수 있는 대장질환 중 가장 중요한 질환은 대장암입니다. 그리고 대장질환 중 가장 빈도가 높은 질환은 대장용종입니다. 그 외에도 대장내시경으로는 염증성 장질환, 게실, 치핵, 장유착, 장폐쇄 등 대장과 항문의 병변을 발견할 수 있습니다.

• 자세히 설명해 드립니다.

　대장암은 초기에는 대부분 증상이 없기 때문에 대장내시경으로 조기 진단하는 것이 매우 중요합니다. 위암이 그러하듯 대장암도 조기에 발견하면 수술을 하지 않고 내시경적으로 치료가 가능하기 때문입니다.

　혈변이나 체중 감소 같은 증상이 생기고 나서 대장내시경 검사로 진단되는 대장암은 대부분 2기 이상의 진행성 대장암인 경우가 많습니다. 그래서 대장암을 침묵의 암이라고도 합니다.

대장용종은 조직학적으로 선종(adenoma), 과형성용종, 염증성 용종 등으로 구분됩니다.

그중 선종(adenoma)의 일부는 5~10년 정도 경과되면 대장암으로 진행할 수 있기 때문에 중요한 의미가 있습니다. 다행스러운 것은 이러한 선종(adenoma)을 조기에 발견하여 대장용종 절제술을 시행하면 대장암을 예방할 수 있습니다.

그런 의미에서 대장내시경은 매우 중요한 검사라 하겠습니다.

염증성 장질환은 장관 내 비정상적인 만성 염증이 호전과 재발을 반복하는 질환으로, 설사와 복통, 혈변, 체중 감소 등의 증상이 나타날 수 있습니다.

대장 게실은 대장의 장벽이 약해져 바깥쪽으로 동그랗게 꽈리처럼 튀어 나가는 것을 말하며, 대부분 증상은 없으나 간혹 출혈이나 염증을 동반할 수 있습니다.

치핵은 항문출혈의 가장 많은 원인으로 대장내시경으로도 진단이 가능합니다.

내분비성종양은 과거 유암종이라고 불렸던 악성질환으로 조기에 발견하면 내시경적으로도 제거가 가능합니다.

이러한 내분비성종양은 지방종과의 감별이 중요한데, 지방종은 임상적으로는 문제될 것은 없는 점막하병변으로 내시경적 소견과 조직검사로 감별할 수 있습니다.

Q2. 대장 관련 증상이 없는데도 대장내시경을 해야 하나요?

> **A** 대장 관련 증상이 없더라도 40세 이상부터는 정기적으로 대장내시경을 하는 것이 필요합니다. 왜냐하면 대장암과 대장용종은 증상이 없는 경우가 많기 때문이며, 40세 이상부터 대장암과 대장용종의 발생 가능성이 증가하기 때문입니다.

● 자세히 설명해 드립니다.

국가암검진에서는 대장암검진을 50세부터 하게 합니다. 하지만 많은 의사들이 50세는 늦다고 이야기합니다.

그리고 많은 의사들은 대장 관련된 증상이 없어도 대장내시경이 필요하다고 한목소리로 이야기합니다. 따라서 대장 관련된 증상이 없어도 대장내시경은 반드시 필요합니다.

'몇 살부터 대장내시경을 받는 것이 좋은가?'에 대해서는 의사들마다 의견이 다소 다릅니다.

일부 의사들은 45세부터 대장내시경을 받는 것이 좋다고 이야기하시지만, 많은 의사들은 40세부터 대장내시경을 하는 것이 좋다고 주장합니다. 하지만 개인적으로는 40세 이전이라도 여건이 된다면 한 번쯤 대장내시경을 해 보는 것이 좋다고 생각합니다.

아주 젊은 나이에 대장암이 발견되는 경우도 종종 있으며, 대장용종은 40세 미만에서도 드물지 않게 발견되기 때문입니다.

Q3. 대장 관련 증상이 있다면 대장내시경을 해야 하나요?

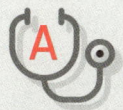 대장 관련 증상이 있다면 당연히 대장내시경을 해야 합니다. 만약에 대장 관련 증상이 있다면 나이와 상관없이 대장내시경을 하는 것이 좋습니다.

• 자세히 설명해 드립니다.

대장내시경을 반드시 해야 하는 첫 번째 증상은 대장출혈, 즉 혈변입니다. 대변을 보고 나서 출혈이 관찰되는 경우나 변에 피가 섞여 나오는 경우에는 반드시 대장내시경을 해야 합니다.

하지만 문제는 우리가 대변을 보고 나서 변기를 잘 확인하지 않기 때문에 출혈이 있는지 파악하기가 쉽지 않다는 것입니다. 그리고 출혈량이 많지 않고, 대변에 조금 섞여 있는 경우에는 육안적으로 출혈이 있는지 확인하기 어렵습니다.

대장출혈의 원인 중 가장 흔한 것은 치질이지만 대장출혈의 원인으로 치질 이외에 다른 대장질환이 있는지 대장내시경으로 확인해야 하기 때문입니다. 가끔이지만 '치질인 줄 알고 치질 수술했는데 한참 지나서 알고 보니 대장암인 경우'도 있습니다.

대장출혈의 원인은 대장암뿐만 아니라 다양한 원인으로 발생할 수 있습니다. 궤양성 대장염이나 크론병 같은 염증성 질환이 원인인 경우도 있고, 대장용종이나 대장게실 같은 양성질환 때문일 수도 있습니다.

이런 대장질환은 모두 대장내시경으로 진단할 수 있습니다.

대장내시경이 필요한 두 번째 증상은 배변습관의 변화입니다. 없던 변비가 생기거나, 설사와 변비가 반복되는 배변습관의 변화가 있는 경우에는 반드시 대장내시경을 해 보는 것이 좋습니다. 이러한 증상은 대장암의 증상일 수 있기 때문입니다.

그 외에도 복통이 있거나, 체중 감소, 빈혈, 복부팽만감 등이 있는 경우에도 의사 진찰 후에 필요하면 대장내시경을 하는 것이 추천됩니다.

Q4. 대장암 진단을 위해 대장내시경 대신 분변잠혈(FOB)검사를 하면 안 되나요? 분변잠혈검사는 부정확하다고 하던데 사실인가요?

> **A** 대장암 진단에는 분변잠혈(FOB)검사보다는 대장내시경이 월등하게 좋은 검사입니다. 왜냐하면 분변잠혈검사는 정확도가 낮기 때문입니다. 따라서 국가에서 대장암검진으로 시행하고 있는 분변잠혈검사가 정상이라고 대장암이 없다고 생각해서는 안 됩니다.

• 자세히 설명해 드립니다.

현재 대장암 국가암검진에서는 50세 이상인 분을 대상으로 분변잠혈검사(일명 대변검사)를 실시하여 대변에 출혈이 있는지 확인하는 검사를 진행합니다. 문제는 이 분변잠혈검사의 정확도가 매우 낮다는 것입니다.

다시 말해 대장암이 있는 경우에도 분변잠혈검사에서 '이상이 있다.'는 결과로 나오는 경우가 낮다는 것입니다. 따라서 분변잠혈검사에서 정상으로 나왔다 하더라도 대장암이 없다고 생각해서는 안 될 것입니다.

이런 낮은 정확도 때문에 의사들은 분변잠혈검사 대신에 대장내시경을 하자고 주장합니다. 다행히 이러한 의사들의 요구가 받아들여져서 2019년부터 일부 지역을 대상으로 대장내시경을 대장암 검진으로 하기 위한 시범사업이 시행되고 있습니다.

이 시범사업의 결과를 토대로 조만간 대장암 검진 검사로 대장내시경이 분변잠혈검사를 대체할 것으로 생각됩니다.

Q5. 대장내시경은 몇 살부터 하는 것이 좋은가요? 대장암 가족력이 있을 때는 언제부터 검사하는 것이 좋나요?

> **A** 많은 의사들은 40세부터 대장내시경을 하는 것이 좋다고 권유합니다. 그리고 대장암 가족력이 있다면 40세 전이라도 대장내시경을 하는 것이 좋다고 생각합니다. 물론 증상이 있다면 나이에 상관없이 대장내시경을 하는 것이 추천됩니다.

• **자세히 설명해 드립니다.**

대장내시경 검사 시기를 추천할 때는 비용 대비 효율을 따져서 판단하는 경우가 많습니다. 하지만 경제적인 여유가 된다면 대장내시경을 이른 나이에 한번 받아보는 것도 좋다고 생각합니다.

우리나라는 의료혜택이 좋아서 미국처럼 대장내시경이 100~300만 원 정도의 고가가 아니라 그보다 1/10 가격으로도 검사를 받을 수 있습니다. (2020년에 제 지인이 미국에서 대장내시경 검사를 받았는데 대장내시경 비용이 300만 원이 나왔다고합니다. 용종절제술을 하는 경우에는 병원비만 1,000만 원이라고 합니다.)

대장내시경 검사에 비용이 발생하지만 실보다는 득이 더 많기 때문에 기회가 되면 40세 전이라도 대장내시경을 받는 것이 좋습니다.

또한 대장암(직장암 포함) 가족력이 있다면 다른 분들보다 더 일찍부터 대장내시경을 받는 것이 좋습니다.

가족성 선종성 용종증(attenuated familial adenomotous polyposis) 같은 선천성 질환이 있는 경우에도 당연히 이른 나이부터 검사를 하는 것이 좋습니다.

Q6. 대장내시경은 몇 살까지 해야 하나요?

A 국립암센터에서 발표한 자료에 의하면 80세까지 대장내시경을 시행 받을 것을 제안합니다. 그리고 대체적으로 의사들은 기대수명이 5년 정도 남았다면 대장내시경을 하는 것이 좋다고 제안합니다.

● 자세히 설명해 드립니다.

대장내시경을 언제부터 해야 되는지에 대한 논의는 많이 이루어진 반면 대장내시경을 몇 살까지 받아야 하는지에 대한 논의와 연구는 부족한 것이 사실입니다.

보통은 기대수명이 5년 이상 남았다면 대장내시경을 시행하는 것이 좋다고 알려져 있지만 문제는 기대수명이 얼마나 남았는지 알 수 없다는 것입니다. 그래서 국립암센터에서는 80세까지로 제안을 하였습니다.

Q7. 대장내시경은 얼마나 자주 해야 하나요?

A 대장내시경을 검사하였는데 대장용종이 1개도 없다면 5년 동안은 대장암 걱정 없이 지내셔도 됩니다. 대장암의 씨앗이 되는 선종(adenoma)이 대장암으로 변화하는 데 5~10년 정도 소요된다고 알려져 있기 때문에 일반적으로는 5년 후에 검사를 하셔도 됩니다. 하지만 장 청소가 불량하거나, 검사시간이 부족한 경우이거나 대장 굴곡이 심한 경우에는 대장병변을 놓치는 경우도 있음을 고려해야 합니다.

• 자세히 설명해 드립니다.

만약 대장내시경에서 대장용종이 발견되었다면 대장용종의 조직검사에 따라 추적검사 시기가 달라집니다.

대장암과는 무관하다고 알려져 있는 과형성용종이나 염증성용종이라면 3~5년 후 대장내시경을 하시면 됩니다. 하지만 조직검사상 선종(adenoma)이 진단된 경우는 다른 용종보다는 추적검사 간격을 짧게 하는 것이 필요합니다.

일반적으로는 선종(adenoma)이 1~2개인 경우는 3년 후에 대장내시경 검사를 권유 드립니다. 그리고 선종(adenoma)이 3개 이상이거나, 1개라도 1cm 이상인 경우, 융모성분이 포함된 선종(adenoma)인 경우는 1년 후에 대장내시경 검사를 권유합니다.

조금 더 대장암으로 갈 가능성이 높다고 알려져 있는 고등급 이형성 선종(adenoma)인 경우에는 6개월 후 추적 대장내시경 검사를 하는 것이 좋습니다.

대장용종절제술이 완벽하게 시행되지 못했거나, 장 청소가 불량하여 대장관찰이 제한적인 경우에는 일반적인 추적기간보다 짧게 하는 것이 좋습니다.

대장용종 중 선종(adenoma)을 제거하고 난 후 추적검사 시기를 다른 용종보다 짧게 하는 이유는 대장암의 원인이 되는 선종(adenoma)은 제거를 해도 또 다른 위치에 선종(adenoma)이 발생할 수 있기 때문입니다.

Q8. 당일에도 대장내시경이 바로 가능한가요? 위내시경과 같이 대장내시경을 해도 되나요?

> **A** 대장내시경도 당일에 검사하실 수 있습니다. 장정결제를 오전에 드시고 오후에 검사하면 되는 것입니다. 그리고 대장내시경을 하실 때 위내시경도 같이 하실 수 있습니다. 대장내시경을 하실 때 위내시경까지 같이 하면 좋은 점들이 많습니다.

• 자세히 설명해 드립니다.

당일 대장내시경은 가능합니다. 하지만 실제로 당일 대장내시경을 시행하는 병의원은 그렇게 많지 않습니다. 필요하다면 당일 대장내시경이 가능한 병의원을 찾아가서 당일 대장내시경으로 검사를 하는 것이 좋습니다. 당일 대장내시경을 하는 경우에는 가끔 장 청소가 잘되지 않는 경우가 있다는 점은 고려하셔야 합니다.

　대장내시경을 할 때 위내시경을 같이 하면 금식기간이 길어진다는 단점은 있지만, 좋은 점도 많습니다.
　먼저 위내시경과 대장내시경을 각각 하는 것보다 경제적으로 유리하며, 사용되는 진정제 양도 적어 좋습니다. 한 번에 두 가지 검사를 다 할 수 있기 때문에 편의성에서도 뛰어납니다.

　많은 분들이 오해를 하시는 부분인데 대장내시경하는 내시경 장비와 위내시경하는 내시경 장비는 완전히 다릅니다. 즉, 대장내시경을 했다가 같은 내시경 장비로 위내시경을 하지 않습니다.
　위내시경 장비는 비교적 얇고 짧은 사이즈이며, 대장내시경 장비는 약간 길고 굵은 편입니다.

Q9. 대장내시경으로 치질 수술을 할 수 없나요? 치질 수술하는 날 대장내시경을 같이 하면 안 되나요?

> **A** 대장내시경으로 치질을 진단할 수는 있으나 대장내시경으로 치질 수술을 할 수는 없습니다. 그리고 동일 의료기관에서 치질 수술하는 날 대장내시경을 같이 하거나, 대장내시경 시행하는 날 치질 수술을 같이 할 수 없게 국가에서 정해두었습니다.

• 자세히 설명해 드립니다.

보통 치질은 항문경으로 검사를 하는 경우가 많습니다. 하지만 대장내시경으로도 치질을 충분히 진단할 수 있습니다.

대장내시경을 시행하는 많은 분들이 항문쪽은 대장내시경으로 자세히 관찰하지 않는 경우가 많은데, 대장내시경으로도 치질이나 치열, 치루 같은 항문질환을 관찰할 수 있습니다.

하지만 대장내시경으로 치질수술을 할 수는 없습니다. 가끔씩 대장내시경 하시는 분들이 치질도 같이 제거해 달라고 요구하시는데, 치질을 제거하기 위해서는 수술을 하셔야 합니다.

동일 의료기관에서 치질수술을 하는 날 대장내시경을 시행하는 것도 현재 우리나라 의료체계상 현재까지는 금지하고 있는 실정입니다.

그래서 많은 의사들이 이 부분이 잘못되었다고 주장하고 있습니다.

Q10. 대장내시경 회수시간으로 '6분'을 이야기하는데 어떤 의미인가요?

A 대장내시경을 시행함에 있어 '6분' 이상 대장을 관찰해야 한다는 의미입니다. 즉, 대장의 가장 안쪽인 맹장까지 도달한 후부터 계산하여 대장을 관찰하는 시간이 6분 이상이어야 한다는 의미입니다.

• 자세히 설명해 드립니다.

대장내시경 검사에서 중요한 것은 대장을 충분한 시간을 들여 관찰해야 한다는 것입니다. 자세히 보지 않으면 병변을 놓치는 경우가 많습니다. 병변이 있지만 병변을 찾지 못하는 확률을 'missing rate'라고 하는데 대장내시경은 생각보다 missing rate가 높습니다.

대장용종을 발견하지 못하고 놓칠 확률이 있는 이유는 대장의 구조적인 문제 때문입니다. 대장은 장 청소가 잘 안 되어 병변을 찾지 못하는 경우도 자주 있지만, 구조적으로 대장 주름이 많아서 주름 뒤쪽은 관찰하기 힘든 경우가 많습니다. 또한 대장의 주행이 심하게 꺾여 있는 부분이 4~5군데 되는데 그 부분은 관찰하기 어려운 맹점이 됩니다. 그 맹점 부위에 병변이 있는 경우에는 병변을 놓칠 확률이 있는 것입니다.

이러한 missing rate를 줄이기 위해 많은 학회에서 대장을 '6분' 이상 관찰할 것을 추천하고 있습니다. 적어도 대장의 관찰시간을 6분 이상은 가져야 병변을 놓칠 확률이 낮다는 것입니다.

국립암센터 대장암센터 출신 대장항문외과 개원의들이 자세히 알려드립니다.

Ⅳ. 대장내시경

2. 대장내시경 준비

Q1. 대장내시경을 하기 전 의료진에게 미리 알려야 하는 사항은 무엇이 있나요?

> **A** 폐질환, 심장질환, 신장질환, 뇌질환, 간질환, 당뇨, 알레르기가 있으신 분이나 임신가능성이 있는 경우에는 대장내시경 전에 의료진에게 알려 주셔야 합니다. 그리고 대장내시경 전에 아스피린이나 항응고제의 중단이 필요할 수 있는데 이때는 담당 주치의와 사전에 상의가 반드시 필요합니다. 덧붙여 복부 수술한 적이 있으시거나, 가족 중에 대장암으로 고생하신 분이 계신 경우에도 알려 주셔야 합니다.

• **자세히 설명해 드립니다.**

대장내시경을 안전하게 받기 위해서 검사를 받으시는 분들께서는 자신의 질환에 대해서 의료진에게 자세히 알려 주셔야 합니다. 대장내시경을 편안하게 받기 위해서 진정제를 투여하는 경우가 많은데 심장질환, 신장질환, 뇌질환, 간질환, 당뇨, 임신인 경우에는 진정제 투여량을 조절해야 하기 때문입니다.

당뇨가 있으신 분들께서 대장내시경 당일 당뇨약을 드시고 오시는 경우가 종종 있는데, 금식을 한 상태이기 때문에 당뇨약을 복용하게 되면 저혈당이 올 수 있으므로 주의해야 합니다.

또한 혈압약을 드시는 분들께서 대장내시경 당일 혈압약을 안 드시고 오시는 경우가 가끔 있는데, 혈압이 높으면 대장내시경 검사가 불가능하므로 반드시 검사 당일 아침에 혈압약을 드셔야 합니다.

무엇보다 신경써야 할 것은 아스피린이나 와파린, 클로피도그렐 등 다른 항응고제를 드시는 경우입니다. 대장내시경을 하다가 대장용종이 있으면 보통 대장용종절제술을 시행하게 되는데, 아스피린이나 와파린을 드시고 계신 상태라면 대장용종 절제술을 못하게 되는 경우가 있습니다. 보통 3~7일 정도 아스피린이나 와파린을 중단해야지 대장용종 절제술을 시행할 수 있기 때문입니다.

이때 주의해야 할 것은 아스피린과 와파린을 함부로 중단하면 안 된다는 것입니다. 심근경색이나 뇌졸중으로 인해 아스피린이나 와파린을 드시는 분들은 반드시 주치의와 상의하여 약의 중단 여부를 결정해야 합니다. 만약 주치의가 약을 중단하면 안 된다고 한다면 대장용종 절제술을 시행해서는 안 되고, 용종절제술 없이 대장내시경 검사만 진행하는 것이 좋습니다.

Q2. 대장내시경을 하기 위해 준비는 어떤 준비를 하면 되나요?

A 대장내시경을 하기 위해서는 장을 비워야 하는 준비가 필요합니다. 즉, 장정결제를 드셔서 장 청소를 해야 대장내시경을 할 수 있는 것입니다. 제대로 장 청소를 위해서는 장정결제를 드셔도 잘 배출되지 않는 음식을 보통 3일 전부터 드시면 안 됩니다.

• **자세히 설명해 드립니다.**

대장내시경은 대장점막을 관찰함으로써 병변을 찾는 검사입니다. 따라서 대장 안에 변이 남아 있는 경우에는 검사를 제대로 할 수가 없습니다. 즉, 검사 전에 대장을 깨끗하게 비워서 장 청소를 잘해야지 제대로 검사를 할 수 있다는 것입니다.

위내시경은 8시간만 금식을 하면 언제든 검사를 할 수 있지만 대장내시경은 검사 전에 장정결제를 드셔야 하는 것입니다. 그리고 장 청소가 잘되기 위해서는 대장내시경 검사 3일 전부터 해조류, 씨 있는 과일과 야채, 견과류 등 피해야 할 음식을 섭취하지 않아야 합니다.

그래도 다행스러운 것은 장정결제의 복용이 과거보다는 많이 편해졌다는 것입니다. 과거에는 대장내시경을 하기 위해서는 4L의 물약을 복용해야 했습니다. 하지만 점점 복용해야 되는 양은 줄었고, 이제는 1L도 안 되는 소량으로 장청소를 하셔도 충분히 검사가 가능합니다. 심지어 최근에는 장정결제로 먹는 알약까지 나왔습니다.

Q3. 장 청소를 잘하기 위한 방법은 무엇인가요? 대장내시경 장 청소가 잘 안 되었을 때는 어떻게 하나요?

> **A** 대장내시경을 위한 장 청소를 잘하기 위해서는 씨 있는 과일과 해조류와 잡곡류와 채소류 등을 3일 전부터 드시면 안 되고, 장 정결제를 드실 때 최대한 물을 많이 드시는 것이 좋습니다.
>
> 그리고 장청소를 하면서 마지막까지 대변이 섞여 나오는 경우에는 장정결제를 조금 더 드시는 것이 좋습니다.

• 자세히 설명해 드립니다.

대장내시경을 시행함에 있어 장 청소가 잘 되지 않았다면 대장내시경 검사가 정확히 시행되지 않을 수도 있습니다. 즉, 대장병변이 있어도 놓칠 수 있다는 것입니다. 따라서 장 청소는 매우 중요합니다.

대장내시경 검사 3일 전부터 드시면 안 되는 음식은 씨 있는 과일(포도, 수박, 참외, 귤, 오렌지 등), 해조류(미역, 우뭇가사리 등), 잡곡류(현미, 흑미 등), 채소류(파, 버섯류, 나물류, 고춧가루 등) 등입니다.

대장내시경 검사 전에 드셔도 되는 음식은 흰쌀밥, 흰죽, 계란류, 두부류, 묵, 생선류, 닭고기, 감자, 바나나 등입니다.

식사는 대장내시경 검사 전날 늦은 점심을 드시거나 이른 저녁을 가볍게 드시는 것이 좋습니다. 검사 2~3시간 전까지는 물을 섭취하셔도 됩니다.

장 청소가 잘 되었다는 것을 아는 방법으로는 마지막 대변이 노란색 물처럼 나오는 것입니다. 찌꺼기 없이 물만 나온다면 제대로 장 청소가 된 것입니다. 만약 대변 찌꺼기가 나온다면 물을 더 드시거나 장정결제를 더 드시는 것이 필요합니다.

Q4. 대장내시경 검사를 위해 장 청소를 해야 한다고 하던데 편하게 하는 방법은 없나요? 대장내시경 장 청소약으로 알약이 있다고 하던데 차이점은 무엇인가요?

> **A** 최근 대장내시경 장 청소를 편하게 하는 방법으로 알약 형태의 장정결제를 사용하기도 합니다. 기존의 물약 형태와 효과는 같고 복용이 편하다는 장점이 있습니다. 하지만 알약은 비급여 제품으로 본인부담금이 추가로 발생한다는 단점이 있습니다.

• 자세히 설명해 드립니다.

대장내시경을 받는 것이 두렵다고 하시는 분들께서 가장 많이 이야기하시는 것이 장청소약을 드시는 것이 힘들다는 것입니다. 기존의 장청소약인 물약이 역겨워서 드시기 힘들고, 심지어 약을 드시다가 토해서 검사를 못하는 경우도 제법 있습니다.

하지만 최근에 이러한 문제점들을 극복하기 위해 알약 형태의 장 청소약이 많이 이용되고 있습니다. 물론 아직까지 알약 형태의 장 청소약은 비급여항목이라 고객분이 비용을 부담해야 되는 면이 있습니다. (비급여항목이라 의원마다 약 가격이 다소 차이가 있습니다.)

그리고 알약 형태의 장정결제를 드신다고해도 마셔야 하는 물의 양이 현저히 적지는 않습니다.

다행히 알약 형태의 장 청소약의 장정결 효과는 마시는 약과 큰 차이는 없습니다. 과거 장 청소약을 드시는 것이 힘들었던 분이나 마시는 약에 역겨움이 있는 분들은 알약 형태의 장 청소약을 드시는 것도 좋은 선택이 될 것입니다.

국립암센터 대장암센터 출신 대장항문외과 개원의들이 자세히 알려드립니다.

Ⅳ. 대장내시경

3. 진정 대장내시경

Q1. 대장내시경을 편하게 받을 수 있는 방법은 없나요?

> **A** 대장내시경은 진정제 주사를 맞고 검사를 하는 것이 좋습니다. 그리고 대장내시경을 할 때 CO_2 가스주입장치를 사용하는 것이 좋습니다. 덧붙여 대장내시경의 경험이 많은 의사에게 대장내시경 검사를 받는 것이 편하게 검사 받는 방법입니다.

● 자세히 설명해 드립니다.

  진정제를 투여하지 않고 대장내시경을 진행하면 다소 힘듭니다. 3~5분 정도 소요되는 위내시경과는 다르게 대장내시경은 검사시간이 10~30분 정도로 오래 걸립니다. 또한 대장은 구조적으로 3~4번 정도 심하게 주행이 꺾여 있고, 공기가 지속적으로 들어가기 때문에 대장의 굴곡부를 지나갈 때는 힘들 수 있습니다.

  따라서 대장내시경을 할 때는 일반내시경으로 받기보다는 진정내시경으로 검사를 받는 것이 좋습니다.

대장내시경을 할 때 진정제 주사를 맞지 않고 일반으로 검사를 하는 것도 물론 가능합니다. 하지만 진정내시경을 하지 않고 일반내시경으로 하면 힘든 것이 사실입니다. 실제로 많은 분들이 진정내시경을 선택하고 있습니다. 진정내시경에 대한 오해가 있어 가끔 진정내시경을 싫어하시는 분도 계시지만 적당량의 진정제를 사용한다면 위험하지 않고, 부작용도 없습니다. 진정제 사용의 득과 실을 따졌을 때 대장내시경을 할 때는 진정제를 사용하시는 것이 매우 이롭습니다.

그리고 대장내시경을 할 때 CO_2 가스주입장치를 사용하는 것이 좋습니다. 대부분의 병의원에서는 대장내시경을 할 때 대장을 팽창시킬 목적으로 CO_2 대신에 공기를 사용합니다. 하지만 일반 공기를 사용해서는 검사 중이나 검사 후에 통증이 심할 수 있습니다. 그리고 CO_2는 전혀 해가 되지 않습니다. 따라서 대장내시경을 하는 고객 입장에서 판단하면 당연히 CO_2 주입장치가 갖추어져 있는 곳에서 검사를 하는 것이 훨씬 좋습니다. 최신의 장비를 도입하여 고객을 배려하는 의원에서 검사하는 것이 대장내시경을 편하게 받는 방법입니다.

마지막으로 대장내시경을 잘하는 의사에게 검사를 받는 것이 중요합니다. 대장내시경은 어려운 술기입니다. 대장내시경 검사를 누가 하느냐에 따라 검사가 힘들어질 수도 있고, 편안해질 수도 있습니다.

Q2. 진정(수면)내시경은 위험하지 않나요?

> **A** 진정내시경은 건강하신 분이라면 위험하지 않습니다. 또한 진정내시경을 하는 도중에 산소포화도나 맥박 등의 수치를 체크하면서 검사를 진행하기에 안전합니다. 그리고 진정제를 맞으면 머리가 나빠진다는 것도 오해이며 잘못 알려진 것입니다.

• **자세히 설명해 드립니다.**

　모든 약이 그러하듯 부작용이 있을 수 있는 것은 사실입니다. 하지만 대장내시경을 할 때 사용하는 진정제의 부작용 때문에 진정내시경을 하지 않는 것은 현명하지 못합니다. 진정내시경으로 대장내시경을 하는 것이 훨씬 더 많은 이득이 있기 때문입니다.

　대장내시경을 하는 의사들은 검사받는 고객의 건강상태와 동반질환을 고려하여 진정제의 적절한 용량을 선택합니다. 심장질환이나 폐질환, 뇌질환 등이 있으신 분은 진정내시경 시 사용되는 진정제가 심장이나 폐에 다소 영향을 줄 수 있습니다. 그런 분들은 검사 전 의사의 면담을 통해 적절한 조치를 취하고 검사를 진행하기 때문에 걱정하지 않으셔도 되겠습니다.

　실제로 진정내시경 시 사용하는 주사제로 인한 부작용은 아주 드뭅니다. 그리고 주의해서 제대로만 사용한다면 문제가 되는 경우는 거의 없습니다. 경험 많고 실력 있는 의사에게 진정내시경을 받는다면 걱정할 것이 없다는 것입니다.

그리고 진정내시경을 자주 하면 머리가 나빠진다는 오해가 있는데 이 또한 전혀 사실무근입니다. 진정내시경으로 검사하는 도중에 본인이 했던 말들이나 행동을 기억하지 못하는 경우는 있으나 진정 주사제 자체로 인해 머리가 나빠지는 것은 아닙니다.

대장내시경을 다른 병원에서 검사를 하고, 대장용종절제술을 위해 의뢰되어 하루에 2번 진정내시경을 받는 경우에도 크게 걱정하지 않으셔도 됩니다. 하루에 2번 진정제를 투여하는 것에 대해 걱정을 하시는데 적당량만 사용된다면 부작용은 없습니다.

Q3. 진정내시경 시 잠꼬대를 많이 한다고 하던데 사실인가요?

> **A** 사람마다 차이는 있습니다만 실제로 진정내시경 시 잠꼬대를 하시는 경우가 가끔 있습니다. 진정제를 주사하게 되면 검사받는 분은 잠을 주무시게 되는데 무의식적인 행동을 하시는 것입니다. 하지만 실제로 대부분의 사람들은 편안하게 주무시면서 검사를 받습니다.

• **자세히 설명해 드립니다.**

종종 진정내시경을 하고 난 뒤 회복실에서의 검사자가 하는 행동들을 방송으로 보여 줄 때가 있습니다. 회복실에서 자고 있는 배우자의 손을 잡고 눈물을 흘리기도 하고, 검사자가 무의식적으로 하는 말을 듣고 감동하기도 합니다. 이러한 상황은 영화의 소재로도 활용되기도 하는데, 진정내시경 시 검사자가 내뱉은 말들이 살인사건의 단서가 되어 스토리가 전개되기도 합니다.

하지만 실제로 진정내시경 시 잠꼬대를 하는 경우가 많지는 않습니다. 대부분은 아무런 말씀도 없이 푹 주무시면서 검사를 받게 됩니다. 설사 잠꼬대를 하시더라도 대부분 혼잣말로 이야기를 하시는 경우가 많은데 아주 가끔은 과격한 행동을 하는 경우도 있습니다. 아무래도 대장내시경 검사 자체가 대장을 팽창시키고, 꺾여 있는 대장을 거슬러 올라가다보니 약간의 통증이 있게 되는데 그 통증이 불편하기 때문에 나타나는 행동일 수 있습니다. 물론 통증과 상관없이 진정제 투입으로 인한 현상일수도 있습니다.

진정내시경 시 잠꼬대가 심하여 검사를 못하게 되는 경우에는 해독제를 투여하여 검사자 분을 깨우게 됩니다. 대장내시경 시 사용하는 진정제는 크게 두 가지가 있는데 '미다졸람'이라는 주사제의 해독제는 있으나, '프로포폴'이라는 주사제의 해독제는 없습니다.
주의할 것은 해독제의 효과가 지속되는 시간이 길지 않기 때문에 완전히 깨었다고 생각하셔서는 안 된다는 것입니다. 이미 투여된 진정제의 주사 효과시간이 다소 더 길 수 있기 때문에 해독제를 투여하였다고 해도 다시 잠이 오는 경우가 있습니다.

Q4. 진정내시경 후 운전은 언제부터 해도 되나요? 일상생활은 언제부터 가능한가요?

> **A** 진정내시경 받은 당일에는 운전은 안 하시는 것이 좋습니다. 완전히 다 깬 것 같아도 가끔 안전사고가 발생할 수 있기 때문입니다. 일상생활은 바로 가능은 하나 중요한 계약이나, 집중을 해야 하는 정교한 작업은 검사 당일에는 피하는 것이 좋습니다.

• 자세히 설명해 드립니다.

진정내시경 검사에 이용되는 수면마취제, 위장운동 억제제, 진통제 등의 영향으로 어지럼증, 구토 등의 증상이 아주 가끔 나타날 수 있습니다. 따라서 진정내시경 검사 후에는 바로 운전이나 집중을 해야 하는 정교한 작업은 피하시는 것이 좋습니다. 그리고 진정내시경 후 3~4시간 정도 충분히 안정을 취하는 것이 권유됩니다.

아주 드문 경우이기는 하지만 진정내시경 후 발생했던 몇 가지 일화를 말씀드립니다.

한 고객분은 진정내시경 검사 후 은행에서 자동인출기로 출금을 했는데 지갑에 넣었다고 생각했던 돈이 없다고 병원에서 몇 시에 나갔는지 알아보기 위해 찾아오셨습니다.

또 충분히 휴식을 취한 후에 운전을 하고 귀가를 하셨다가 사고가 날 뻔했다고 말씀하신 분도 계셨습니다.

내시경 사진을 보면서 설명을 다 듣고 집에 가셨는데 설명 들은 것이 기억이 안 난다고 전화하신 분도 계셨습니다.

  덧붙여 설명 드리면, 진정내시경 후 어지럼증, 구토 등의 증상은 4~6시간 정도가 지나면 호전되나 이상소견이 지속되는 경우에는 반드시 병원에 문의하거나 내원하셔야 합니다.

국립암센터 대장암센터 출신 대장항문외과 개원의들이 자세히 알려드립니다.

Ⅳ. 대장내시경

4. 대장내시경 후 주의사항

Q1. 대장내시경의 합병증으로는 어떤 것이 있나요?

> **A** 대장내시경의 합병증은 드뭅니다. 하지만 아주 드물게 출혈이나 천공이 발생할 수 있으므로 주의가 필요합니다. 따라서 대장내시경 후 혈변, 심한 복부 통증, 어지럼증, 식은땀, 빈맥(맥박이 빨라짐), 구토, 고열 등이 동반되면 검사를 받은 병의원이나 응급실로 내원해야 합니다.

• 자세히 설명해 드립니다.

대장내시경 후 가장 흔한 부작용은 항문불편감입니다. 대장내시경이 항문을 통해 들어가므로 검사하는 도중에 항문이 자극이 되어 항문불편감이 발생할 수 있습니다. 특히 치핵 등 항문질환이 있는 경우에는 더 자극이 되어 일시적으로 증상이 심해질 수 있습니다. 이러한 경우에는 따뜻한 물에 좌욕을 하시면 큰 도움이 됩니다.

드물지만 대장내시경 후 대장출혈이 발생할 수 있습니다. 대장은 여러 부위가 꺾여 있기 때문에 대장내시경 검사 중에 대장점막이 일부 상처가 발생할 수 있기 때문입니다. 또한 대장병변을 조직검사하거나 대장용종을 절제한 경우에도 대변에 피가 섞여 나올 수 있습니다. 대부분의 경우에는 곧 멈추게 됩니다. 하지만 출혈의 정도가 심해 혈변이나 흑색변이 나오는 경우에는 조치가 필요합니다.

대장내시경 후 천공은 매우 드문 합병증입니다. 대장천공의 대부분은 대장용종 절제술 후 발생하게 되는데, 대장용종 절제술 후 대장천공이 발생하는 확률은 매우 낮습니다. 하지만 대장내시경 후 심한 복통이나 어지럼증, 식은땀, 빈맥, 구토, 고열 등이 발생하는 경우에는 반드시 합병증 발생 여부의 확인이 필요합니다.

Q2. 대장내시경은 장비가 더 중요한가요, 시술하는 의사가 더 중요한가요? 대장내시경을 잘하는 의사를 찾는 방법은 무엇인가요?

> **A** 대장내시경은 장비도 중요하고 시술하는 의사도 중요합니다. 하지만 둘 중 더 중요한 것을 선택하라고 한다면 당연히 시술하는 의사입니다. 대장내시경은 어려운 술기이기 때문에 실력 있는 의사에게 검사받는 것이 중요합니다.

• 자세히 설명해 드립니다.

대장내시경 검사는 배우기가 힘든 술기입니다. 위내시경에 비해 검사하는 의사가 검사에 익숙해지는 데 시간이 많이 필요합니다. 따라서 대장내시경을 어느 병원에서 할 것인가를 결정할 때 가장 중요한 것은 검사하는 의사의 경험입니다. 검사하는 의사가 대장내시경을 얼마나 많이 해 보았는지 확인하는 것이 필요합니다.

대장내시경을 잘하는 의사를 찾는 방법으로 몇 가지를 소개해 드립니다.

첫째, 대장내시경 세부전문의 자격이 있는지 확인하는 것입니다. 대장내시경 세부전문의는 전문 학회에서 인증하는 제도입니다. 학회에서 검증을 하고 자격이 되는 의사에게 부여하는 인증제도인 것입니다. 대장내시경 세부전문의 제도는 일정 건수의 대장내시경을 해 본 의사가 신청을 할 수 있고, 시험을 통해 검증을 하여 합격자에게 자격을 부여하는 제도입니다.

둘째, 대장내시경 경험이 얼마나 있는지 확인하는 것입니다. 실제로 의사선생님이 지금까지 얼마나 많은 대장내시경을 시행했는지 확인하면 큰 도움이 됩니다. 지금도 대장내시경을 하고 있는지, 1년에 몇 분 정도 대장내시경을 하는지 확인하는 것도 도움이 됩니다.

셋째, 학회활동을 얼마나 하고 있는지, 꾸준히 공부하는지 확인하는 것입니다. 매년 의료기술은 발전하고 있고, 업그레이드되고 있습니다. 과거에 머물러 있지 않고 최신의 의료기술을 배우기 위해 노력하는 의사라면 대장내시경을 잘하는 의사일 것입니다.

Q3. 대장내시경 후 좌욕을 하면 좋은가요?

> **A** 대장내시경 후 항문불편감이 발생할 수 있기 때문에 대장내시경 후 좌욕을 하는 것이 도움이 됩니다. 특히나 치질 등 항문질환이 있는 경우에는 좌욕이 특히 도움이 됩니다. 좌욕은 하루에 2번 이상 하시면 좋고, 따듯한 물에 하시는 것이 좋고, 3~5분 정도만 하셔도 됩니다.

• 자세히 설명해 드립니다.

대장내시경은 항문을 통해 직장으로 들어가서 대장 전체를 살펴보는 검사입니다. 따라서 검사하는 도중에 항문이 자극이 되어 불편감이 발생할 수 있습니다. 또한 대장내시경을 위해 검사 전에 장 청소를 하는 과정에서 대변을 많이 보기 때문에 항문이 다소 불편해지도 합니다. 특히나 치질 같은 항문질환이 있는 경우에는 대장내시경 후에 치질 등이 더 심해질 수 있습니다.

따라서 대장내시경 후에 좌욕은 큰 도움이 됩니다. 좌욕을 하는 방법은 다음과 같습니다.

첫째, 따뜻한 물을 사용합니다. 37~40℃ 정도의 목욕탕 온탕 정도의 온도가 좋습니다. 뜨거운 물로 좌욕을 하는 경우에는 화상을 입을 수 있기 때문에 좋지 않습니다.

둘째, 좌욕하는 시간은 한번 하실 때 3~5분 정도 하시면 됩니다. 지나치게 오래 좌욕을 하는 것은 오히려 좋지 않습니다.

셋째, 소금이나 소독약, 쑥 등을 타지 않고 맹물로 합니다.

넷째, 하루에 2번 이상 좌욕을 해 주시면 더욱 좋습니다.

Q4. 대장내시경 후 조직검사 결과는 언제 나오나요? 대장암으로 진단되면 향후 어떤 조치가 이루어지나요?

> **A** 대장내시경 후 조직검사 결과는 대략 3~10일 후에 나옵니다. 대장암으로 진단되는 경우에는 대장암의 진행 정도와 전이 여부를 파악하기 위해 복부 CT(전산화 단층촬영)를 추가로 검사하게 됩니다. 여러 가지 검사를 토대로 내시경적으로 치료할지, 수술을 할지를 결정하게 됩니다.

• 자세히 설명해 드립니다.

대장내시경을 하면서 대장병변을 발견하거나 대장용종절제술을 시행하게 된 경우 조직검사를 하게 됩니다. 조직검사를 한다고 하면 걱정을 너무 많이 하시는 고객 분도 계시는데 그리 걱정하지 않으셔도 됩니다. 대장암일 경우는 그리 흔하지 않습니다. 그리고 조직검사는 대략 3~7일 후 나오지만 대장내시경을 시행한 의사는 대략적으로 어떤 질병인지 예상할 수 있습니다. 대장내시경을 한 의사가 대장암일 가능성이 낮아 걱정하지 않으셔도 된다고 하면 그리 큰 걱정하지 않으셔도 됩니다.

조직검사 결과 대장암으로 판정된 경우에는 추가검사를 진행합니다.

대장암은 대장조직의 침범 정도와 주위 림프절의 전이 여부, 다른 장기로의 전이 여부에 따라 병기(1기, 2기, 3기, 4기)가 결정되게 되는데, 복부 전산화단층촬영(CT) 검사로 판단할 수 있습니다. 필요에 따라 MRI 검사와 기타 검사를 추가로 진행하기도 합니다.

이러한 검사결과를 토대로 대장암 병변을 내시경적으로 치료할지, 수술로 치료할지를 결정하게 됩니다.

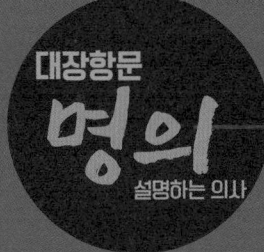

국립암센터 대장암센터 출신 5명의
대장항문외과 개원의들에게 묻는다.

V. 대장용종

1. 대장용종

Q1. 대장용종이 무엇인가요? _212_
Q2. 대장용종은 왜 생기나요? _214_
Q3. 대장용종의 종류가 다양하다고 하던데 대장용종은 무조건 제거해야 하나요? _215_
Q4. 대장용종이 모두 암으로 발전하나요? _216_
Q5. 대장암으로 발전을 잘하는 대장용종은 어떤 종류인가요? 언제 암이 되나요? _218_
Q6. 대장용종은 재발을 잘한다고 하던데 그 이유가 무엇인가요? _219_
Q7. 지난번 대장내시경에서는 용종이 없었는데 1년 만에 용종이 발견된 이유가 무엇인 가요? _221_
Q8. 대장용종을 예방하는 방법은 무엇인가요? 예방할 수 있는 음식이 있나요? _223_

2. 대장용종 절제술

Q1. 대장용종이 있으면 바로 제거해야 되나요? _225_
Q2. 대장용종을 치료하는 방법이 다양하다고 하던데 어떤 경우에 어떤 치료법을 선택 하나요? 그 차이가 무엇인가요? _227_
Q3. 건강검진할 때는 왜 대장용종절제술을 바로 시행하지 않나요? _229_
Q4. 용종절제술 후 입원을 하거나 수액치료를 하면 도움이 되나요? _231_
Q5. 용종절제술 후 발생할 수 있는 합병증은 어떤 것이 있나요? 그리고 합병증이 생겼다는 것을 어떻게 알 수 있나요? _232_
Q6. 대장용종절제술 후 합병증은 어떤 경우에 발생 가능성이 높나요? _234_
Q7. 대장용종절제술 후 알아야 할 것이나 특별히 주의해야 할 것이 있나요? _235_

V. 대장용종

1. 대장용종

Q1. 대장용종이 무엇인가요?

A 대장용종은 대장 점막 표면에 생긴 하나의 덩어리진 모양의 혹으로, 작은 세포들이 모여 만들어진 집합체입니다. 실제로 내시경으로 보면 그림과 같이 생겼습니다.

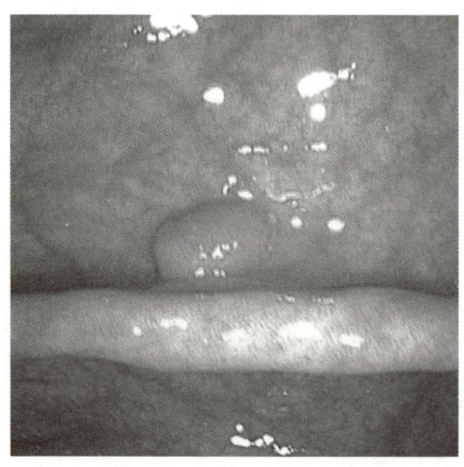

• 자세히 설명해 드립니다.

　내시경으로 봤을 때 대장 점막은 일반적으로 매끄럽고 균일한 모양을 가지고 있습니다. 대장용종은 이러한 점막 일부분에 유난히 두드러져 보이는 혹 또는 덩이를 이야기합니다.

　일반적으로는 변이가 일어난 세포들이 모여있어서 정상적인 세포들로 이루어진 대장 점막과 구분되어 보여집니다.

　대장용종의 모양은 제각각이지만 비슷하게 생긴 용종들끼리 묶어 크게 4종류로 나눌 수 있고, 각 모양군에 따라 어느 정도의 공통점과 특성을 가지고 있습니다.

　대부분의 용종은 해롭지 않으나, 그중 선종의 경우는 시간이 지나면서 크기가 커지면서 암으로 진행될 수 있고, 이러한 용종들은 너무 늦게 발견할 경우 예후가 좋지 않습니다.

Q2. 대장용종은 왜 생기나요?

> **A** 대장용종이 왜 생기는지에 대한 연구는 지금도 활발하게 이루어지고 있으나, 아직까지 명확하게 증명되지는 않았습니다. 다만 여러 가지 가설로서 대장용종의 원인을 설명하고 있습니다. 그중 대표적인 가설은 우리 몸이 대장 점막에 비정상적으로 많은 세포를 만들어 내서 생기는 것입니다.

• 자세히 설명해 드립니다.

우리 몸의 건강한 세포들은 처음 만들어진 후 어느 정도 자라다가 자신과 똑같은 세포를 만들어내며 분열되는 과정을 거쳐 성장합니다. 이 과정은 어느 정도 진행되면 더 이상 일어나지 않게되어 몸이 안정된 상태를 유지합니다.

하지만 육류 및 기름진 음식의 섭취로 인한 담즙산의 과도한 분비나 흡연, 음주 등 독성물질에 의해 장점막세포에 손상이 지속되게 되면, 장점막세포에 돌연변이가 생기게 됩니다. 이 돌연변이세포는 우리 몸에 새로운 세포가 필요하지 않은데도 계속해서 새로운 세포를 만들어 내며, 이 세포들이 모여서 아주 작은 혹처럼 생긴 용종을 이루게 됩니다.

지금까지 알려진 위험인자는 동물성 지방의 과도한 섭취, 섬유질 섭취 부족, 칼슘 및 비타민 D의 부족, 운동 부족, 염증성 장질환, 대장용종이나 대장암의 가족력, 50세 이상의 나이 등이 있습니다.

하지만 앞에서 설명한 이유로 대장용종이 생기고, 암이 생긴다고 해서 모든 위험인자를 피하면서 사는 건 불가능합니다.

위험인자를 한 번쯤 확인해 보고 내가 해당되는 게 있는지. 있다면 피할 수 있는 것인지 체크한 뒤, 피할 수 없는 위험인자에 해당된다면, 주기적으로 대장내시경을 하면서 용종을 제거하는 것이 용종이 대장암으로 발전하는 것을 막을 수 있는 최선의 방법입니다.

Q3. 대장용종의 종류가 다양하다고 하던데 대장용종은 무조건 제거해야 하나요?

A 의학에 있어 '무조건'이라는 단어가 적절하지는 않지만, "예, 가능하면 대장용종은 발견됐을 때 제거하는 것이 좋습니다." 다만, 비종양성 용종임이 너무나 확실해서 의심의 여지가 없을 경우는 제거하지 않을 수도 있습니다.

• 자세히 설명해 드립니다.

대장용종은 크게 종양성 용종과 비종양성 용종으로 나눌 수 있는데, 이 중 암과 연관성이 높은 용종은 종양성 용종 중 하나인 선종이기 때문에 이론적으로는 선종 외에는 제거해야 될 필요성이 낮습니다.

하지만 실제 내시경으로 용종을 발견했을 때, 육안상으로 용종의 종를 구분하는 것은 매우 어렵습니다. 따라서 발견된 용종은 크기에 상관없이 제거하는 것을 원칙으로 하고 있고, 제거하는 방법은 3mm 이내의 작은 용종은 겸자를 이용해서 제거하고, 5~10mm 크기의 용종은 올가미처럼 생긴 기구를 이용하여 제거합니다. 10mm 이상의 용종은 내시경 의사의 판단에 따라 용종절제술, 점막절제술, 점막하박리술 등을 통해 제거합니다.

제거한 용종은 병리과 의사에게 의뢰되어, 용종 중 어떤 종류인지 최종적으로 진단을 받습니다.

Q4. 대장용종이 모두 암으로 발전하나요?

> **A** 아닙니다. 대장용종의 종류는 많지만 그중 암으로 발전하는 용종은 '종양성 용종'으로 분류되는 선종이며, 모든 선종이 암으로 발전하는 것도 아닙니다.

• 자세히 설명해 드립니다.

대장용종은 분류가 다양합니다. 크기에 따라 분류할 수도, 모양에 따라 분류할 수도, 세포의 성격에 따라 분류할 수도 있는데, 그중 세포의 성격에 따라 분류하면 종양성 용종과 비종양성 용종으로 나눌 수 있습니다.

이 중 종양성 용종에 선종이 포함되며, 선종 또한 여러 갈래로 분류할 수 있습니다. 하지만 어느 선종이냐에 상관없이, 선종은 암으로 발전할 가능성이 있는 용종입니다.

따라서 우리가 검진의 목적으로 대장내시경을 하는 경우, 선종의 제거가 목적이라고 할 수 있습니다.

그렇다면 선종이 아닌 '비종양성 용종'이 암이 절대로 되지 않느냐? 항상 의학에서는 100%가 없습니다. 하지만 비종양성 용종이 암이 되었다는 보고는 찾기 힘든 만큼, 암이 될 가능성은 매우 희박하다고 할 수 있습니다.

또한 모든 선종이 100% 암으로 발전하느냐 하는 문제에 대해서는 누구도 확실히 말할 수 없겠습니다. 대장암의 90%는 선종에서 시작한다고 보고가 되지만, 모든 선종이 암이 되느냐와는 다른 문제라고 할 수 있습니다.

따라서 선종이 어느 경우에 위험하느냐에 대한 기준을 따질 수 있습니다. 대한 대장항문학회에 따르면, 크기가 1cm 이상의 용종, 한 번에 3개 이상의 선종이 발견됐을 경우, 관융모선종 혹은 융모선종일 경우, 선종의 이형성 정도를 따졌을 때 고도이형성이 동반된 선종의 경우, 1cm 이상의 톱니 모양 용종일 경우 암으로 진행될 가능성이 높다고 되어 있습니다.

Q5. 대장암으로 발전을 잘하는 대장용종은 어떤 종류인가요? 언제 암이 되나요?

> **A** 일반적으로 잘 알려져 있는 '선종'이라는 용종이 대장암으로 발전하는 용종입니다. 우리가 검진 목적의 대장내시경을 하는 이유도 이 '선종'을 발견하기 위해서입니다. 일반적으로 5~10년에 걸쳐 암으로 진행된다고 알려져 있습니다.

• **자세히 설명해 드립니다.**

대장용종 중 종양성 용종은 선종 있으며, 이 중 암으로 발전을 하는 용종은 선종입니다. 선종에도 여러 종류가 있고, 종류에 따라 대장암으로 발전하는 위험도가 조금씩 다르지만, 중요한 것은 종류에 상관없이 선종은 암이 될 수 있다는 것입니다.

그렇지만 모든 선종이 암으로 발전하는 것은 아니며, 일반적으로 5~10년에 걸쳐 암으로 진행된다고 알려져 있습니다. 따라서 여러 국가의 대장내시경 진료권고안도 얼마나 대장내시경을 자주 해야 하는가에 대한 기준을 여기에 맞추고 있습니다.

미국의 경우는 대장내시경의 비용이 매우 비싸기 때문에 자주 하기 어렵습니다. 따라서 환자의 대장암 위험도에 따라 3년/5년/10년 간격으로 대장내시경을 하기를 권고하고, 우리 나라의 경우 접근성과 비용이 큰 부담이 없기에, 1년/3년/5년 간격을 권고하고 있습니다.

하지만 최근 연구에 의하면, 선종 중 톱니 모양 선종의 경우, 일반적인 관상선종보다 대장암으로의 진행속도가 더 빠르다는 것이 밝혀졌습니다.

톱니 모양 선종은 일반적인 관상선종보다 드물게 나타나지만, 비종양성 용종인 증식성 용종과 내시경에서 보이는 형태가 비슷하여 주의가 요구됩니다.

Q6. 대장용종은 재발을 잘한다고 하던데 그 이유가 무엇인가요?

A 대장용종이 생기는 분들은 용종이 잘 생기는 성향, 체질을 가지고 있기 때문입니다. 이는 유전, 식습관, 생활습관, 성별, 비만 등 매우 다양한 원인에 의해 결정됩니다.

• 자세히 설명해 드립니다.

대장용종의 재발은 사실, 재발이라는 정의를 어떻게 사용하느냐에 따라 달라질 수 있습니다. 우리가 흔히 대장용종의 재발이라고 하는 것은, 반복적으로 대장용종이 생기는 것을 이야기하는 것입니다.

용종 절제 후에, 같은 자리에 용종이 생기는 경우는 많지 않습니다.

다만 용종이 생기는 분들은, 그러한 성향, 체질을 가지고 있기 때문에 반복해서 대장용종이 생기는 것입니다. 일반적으로 한 번 대장용종이 생긴 분들 중 30~60%는 다시 용종이 생기는 것으로 알려져 있습니다.

연구에 따르면 이러한 위험인자들은 처음 발견된 용종의 크기가 크거나, 개수가 많았던 것이 가장 중요하고, 그 외에 고령의 나이, 남자, 음주 및 흡연, 비만, 운동을 하지 않는 것 등이 될 수 있습니다.

의사들은 연구를 통해서 이러한 대장용종의 고위험군을 알게 되었지만, 현실적으로 이렇게 다양한 변수들을 통제할 수는 없습니다. 살다보면 몸에 안 좋은걸 먹을 수도 있고, 술도 먹을 수 있고, 비만이 될 수도 있습니다. 또한 고위험군이 아니라고 해서 대장용종이 안 생기는 것도 아닙니다. 따라서 어느 정도 식습관, 생활습관의 교정도 필요하지만, 대장용종을 제거하고 대장암을 예방하는 가장 좋은 방법은 대장내시경을 주기적으로 받는 것입니다.

특히 고위험군에 해당하는 분들은 대장내시경을 반드시 주기적으로 받으셔야 합니다.

Q7. 지난번 대장내시경에서는 용종이 없었는데 1년 만에 용종이 발견된 이유가 무엇인가요?

A 가장 큰 이유는 용종이 생긴 분들은 용종이 자꾸 새로 생기려는 경향이 있기 때문입니다. 때문에 대장내시경은 주기적으로, 지속적으로 받는 것이 매우 중요합니다. 또한, 모든 검사가 그렇듯, 대장내시경이 완벽한 검사법이 아니기 때문입니다. 장 정결상태가 좋지 않거나, 용종이 점막 주름 뒤편에 숨겨져 있을 경우, 적은 확률로 용종이 있어도 발견되지 않을 수 있습니다.

• 자세히 설명해 드립니다.

대장내시경을 통해 가장 흔하게 관찰되는 용종은 선종과 과증식성 용종입니다.

선종의 경우, 암으로 발전하는 용종으로 알려져 있고, 선종이 생긴 분들의 경우, 선종이 없는 분들보다 대장암의 발생 확률이 높습니다. 또한 선종은 1회성으로 생기는 경우보다, 각기 다른 위치에서 반복해서 생기는 경우가 많으므로, 대장내시경을 주기적으로, 지속적으로 시행하여 발견되는 선종을 그때그때 제거하는 것이 매우 중요합니다.

또한 과증식성 용종의 경우, 대장암과의 관련성은 없지만, 대장내시경에서 흔하게 발견되고, 내시경상으로 선종과 구분하기 어렵기 때문에, 대장내시경을 할 때마다 발견되는 경우가 많습니다.

또한 대장내시경은 용종 발견에 있어 가장 좋은 검사법이지만 완벽한 검사법은 아닙니다. 많은 분들이 그래서 내시경을 잘하는 의사에게 받아야 한다라고들 하시는데 용종이 있음에도 발견이 안되는 이유는, 단순 내시경의사의 숙련도뿐만은 아닙니다.

가장 중요한 부분은 장정결의 완성도라고 할 수 있습니다. 장정결제를 복용하는 방법이 중요할 뿐만 아니라, 장정결제 복용 전 식이조절 또한 매우 중요합니다.

일반적으로 씨앗이 포함된 과일(포도, 멜론, 참외, 수박 등)을 내시경 전 3일 내에 드셨을 경우, 씨앗이 대장내에 그대로 남아 있는 경우도 많고, 강함 섬유질이 포함된 음식(현미밥, 흑미밥, 잡곡밥, 채소류, 견과류, 해조류) 또한 대장내에 며칠씩 남아 있는 경우가 많습니다. 이런 경우 남아 있는 음식물에 가려서 용종이 보이지 않게 되는 경우가 많습니다.

또한 내시경장비의 품질, 용종의 위치 및 형태 등 다양한 원인이 있습니다. 따라서 대장내시경은 일회성에 그치는 검사가 되어선 안 되며, 정기적으로 꾸준히 받으시는 게 좋습니다.

Q8. 대장용종을 예방하는 방법은 무엇인가요? 예방할 수 있는 음식이 있나요?

> **A** 증상이 없더라도 만 40세가 되면 정기적인 대장내시경 검사를 받고, 야채와 과일 등 섬유소가 많이 있는 음식을 섭취하고 고온으로 조리된 붉은 육류를 줄이는 것이 중요합니다. 술과 담배를 멀리하고, 규칙적인 운동을 하여 체중을 감량하는 것도 도움이 됩니다.

자세히 설명해 드립니다.

연구에 따르면 대장암은 별다른 가족력이 없을 경우 주로 발생하기 시작하는 나이가 만 40세 이상부터입니다. 현재 우리나라 국가검진 중 대장암 관련 검사는 만 50세부터 지원이 됩니다. 다만 현재 국가검진은 분변잠혈검사인데 이는 대장내시경에 비해 대장용종에 대한 검사력이 현저히 떨어지기 때문에, 대장용종을 예방하기 위해서는 별다른 증상이 없더라도 만 40세부터 대장내시경을 주기적으로 받는 것이 좋습니다.

또한 가족 중에 대장용종이나 대장암 환자가 있으신 분은, 40세 이전이라도 대장내시경을 받으시는 것을 권유드립니다.

또한 많은 연구에서 음주와 흡연, 비만, 고온에 익힌 붉은 육류, 훈제 요리 등이 대장용종과 대장암 발생에 영향을 미치는 것으로 나타났습니다. 따라서 대장용종을 예방하기 위해서는 절주 및 금연, 규칙적인 운동, 저지방 고섬유 식이, 체중감량 등 건강한 생활습관을 유지하는 것이 좋습니다.

하루 전체 열량 중 지방질 섭취에 의한 열량을 30% 이하로 줄이고, 일일 섬유소 섭취량을 30g으로 높이면서 여러 가지 야채와 과일을 매일 드시는 것이 좋습니다.

비만을 피하고 하루 800mg 이상의 칼슘 섭취가 권장됩니다. 곡류에서는 보리 미숫가루, 보리쌀 등이 좋고, 버섯류, 물미역, 김, 파래 같은 해조류, 복숭아, 대추 같은 과일류, 고추, 갓 같은 야채류 등에 섬유소가 많습니다. 전분이 많은 고구마, 도토리 등도 섬유소가 풍부한 음식입니다.

국립암센터 대장암센터 출신 대장항문외과 개원의들이 자세히 알려드립니다.

V. 대장용종

2. 대장용종 절제술

Q1. 대장용종이 있으면 바로 제거해야 되나요?

> **A** 네, 발견되는 대장용종은 바로 제거하는 것이 원칙입니다. 다만 용종이 너무 커서 제거 후 입원치료가 필요한 경우, 항혈전제 복용중인 환자, 장정결 상태가 너무 불량한 경우 등 예외적인 경우에는 따로 일정을 잡아서 절제하기도 합니다.

• **자세히 설명해 드립니다.**

대장용종을 제거하는 이유는 기본적으로 대장용종 중 선종이 암의 전구 병변이기 때문에, 암을 예방하는 목적입니다. 물론 모든 대장용종이 암이 되는 것은 아니기 때문에 대장용종 중 선종만 선택적으로 제거하는 것이 가장 좋겠지만, 육안상으로는 어느 용종이 암이 될 수 있는 용종인지 구분하는 것이 어렵습니다. 따라서 대장암으로 발전할 수 있는 위험성을 차단하기 위해 모든 대장용종은 발견 즉시 제거하는 것이 원칙입니다.

하지만 비용적인 여건이나 의학적인 여건, 검사환경에 따라 발견 즉시 제거하지 않고 추후에 제거하기도 합니다. 의학적으로는 용종의 크기가 2cm 이상으로 크거나, 점막하 병변이 의심되는 경우, 용종의 위치가 내시경 조작이 어려운 곳에 위치하는 경우, 아스피린 등을 복용하시거나 출혈성 경향이 있는 경우, 장정결 상태가 너무 불량한 경우 등에서는 충분히 위험성을 검토한 뒤 절제하는 것이 좋습니다. 하지만 즉시 제거하지 않고 추후에 절제한다고 해서 기간을 몇 년씩 두는 것은 아니고, 수일~수주일 내에 제거하는 것이 좋습니다.

대부분의 대장항문 병원에서는 용종을 발견하는 즉시 제거할 수 있는 시스템을 갖추어 두고 있지만, 간혹 건강검진센터 혹은 아주 작은 규모의 병원에서는 진단 목적의 대장내시경만을 시행하는 경우가 있기 때문에, 대장내시경을 받으시기 전에 용종절제가 가능한지에 대해서 문의해 보시는 것이 좋겠습니다.

Q2. 대장용종을 치료하는 방법이 다양하다고 하던데 어떤 경우에 어떤 치료법을 선택하나요? 그 차이가 무엇인가요?

> **A** 사실상 대장용종을 치료하는 방법은 '용종의 제거' 하나뿐입니다. 다만 용종의 크기에 따라, 용종의 깊이에 따라 용종을 제거하는 방식이 달라질 수 있습니다. 제거하는 방식에 따라 시술시간, 시술난이도, 합병증의 빈도 등이 달라질 수 있습니다.

• **자세히 설명해 드립니다.**

대장용종을 치료하는 방법은 내시경을 통한 절제이지만, 절제하는 방법은 여러 가지로 나눌 수 있습니다.

첫 번째로 용종의 크기가 5mm 미만일 때는 사용하는 겸자를 이용한 용종의 제거입니다. 겸자는 작은 주걱 모양의 기구를 의미하며 용종을 감싸듯 잡아 뜯어내는 방식으로 주로 조직검사에 이용되지만, 작은 용종을 통으로 제거할 수도 있습니다.

두 번째는 올가미 모양의 기구를 이용한 일반적인 용종절제술입니다. 용종절제술은 용종의 크기가 5~10mm일 때 사용하며, 올가미로 용종 주변의 충분한 변연부를 확보하면서 절제하는 방식입니다. 이때 전기를 통하여 절제와 동시에 지혈을 시도할 수 있지만, 천공의 위험으로 현재는 전기 없이 물리적으로 절제하는 방식이 선호됩니다.

세 번째는 점막하절제술이라고 하여, 10mm를 넘는 용종에서 장천공 등의 합병증을 방지하기 위해서 대장의 점막과 근육층 사이에 생리식염수를 채워 넣어 완충작용을 함으로써 근육층 손상 없이 제거할 수 있는 방법입니다.

점막하절제술은 10mm 미만의 용종에서도 사용할 수 있고, 용종절제술에서 가장 중요한 변연부 처리에 있어 용종절제술보다 조금 더 유리한 방법이지만, 일반적인 용종절제술보다는 난이도가 높은 시술이기에 숙련된 대장내시경 전문의에게 받으시는 것이 좋습니다.

네 번째는 점막하박리술입니다. 올가미로 한번에 조직을 절제하는 점막하절제술과 다르게 점막하박리술은 충분히 용종의 깊이를 확인하면서 조금씩 벗겨내듯이 절제하는 방법으로, 시술시간이 월등히 오래 걸리고 천공의 위험성이 높으며, 시술난이도가 매우 높기 때문에 주로 조기암 혹은 진행된 20mm 이상 크기의 용종, 점막하종양의 경우에 사용됩니다.

Q3. 건강검진할 때는 왜 대장용종절제술을 바로 시행하지 않나요?

> **A** 건강검진시에 항상 용종절제술을 시행하지 않는 것은 아닙니다. 다만 정해진 시간 내에 많은 환자들에게 대장내시경을 시행해야 하는 경우, 용종절제술은 시간이 오래 걸리기 때문에 시행하지 않는 경우가 있습니다. 또한 단순 검진 목적일 경우, 주로 검진 기관에서는 진단을 목적으로 하는 경우가 많아 용종절제술을 바로 시행하지 않습니다.

• 자세히 설명해 드립니다.

일반적으로 진단 목적의 대장내시경은 짧게는 10분, 오래 걸려도 20분~30분 이내에는 끝나게 됩니다. 하지만 용종절제술을 시행하는 경우에는 용종의 위치, 크기에 따라 용종 하나당 짧게는 2~3분, 길게는 15분 이상 걸리는 경우도 있습니다. 건강검진센터의 경우, 짧은 시간 내에 많은 내시경 케이스를 소화해야 하는 시스템을 가지고 있습니다.

따라서 용종절제술을 시행할 경우, 모든 케이스를 소화해 낼 수 없기에 진단 목적의 내시경만을 시행하고 있습니다.

또한 건강검진센터는 일반적으로 국민건강보험에서 급여로 내시경을 시행하지 않고 개인이 원해서 시행하는 비급여 내시경을 시행합니다.

이럴 경우 용종이 발견되면 다시 급여로 전환해야 하며, 절차상의 복잡함이 발생하기 마련입니다. 이러한 경우 많은 비용과 시간이 소모되기에, 근본적인 목적인 건강검진 자체에 집중하기 위해서 용종절제가 필요한 경우에는 타 의료기관으로 진료의뢰를 시행하게 됩니다.

건강검진센터는 종합검사를 일괄적으로 한 곳에서 받는 측면에서는 편한 점이 있지만, 짧은 시간내에 많은 내시경 케이스를 소화해야 된다는 측면에서 대장내시경만 놓고 봤을 때는 이상적인 의료기관은 아닙니다. 대장내시경은 무엇보다 꼼꼼하게 일정 시간 이상 관찰을 하는 것이 가장 중요하며, 동시에 발견된 용종을 그 자리에서 절제하는 것이 대장내시경을 두 번 받아야 하는 불편함을 줄일 수 있습니다.

대부분의 대장항문외과에서는 대장내시경 케이스를 한정되게 시행하며, 용종을 바로 절제할 수 있고, 항문쪽의 병변도 자세히 관찰할 수 있기 때문에, 대장내시경이 필요하다면 대장항문외과에서 받으시는 것이 가장 좋습니다.

Q4. 용종절제술 후 입원을 하거나 수액치료를 하면 도움이 되나요?

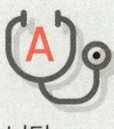
용종절제술을 시행한 뒤 입원을 하거나 수액치료를 하는 것은 일부의 경우에 도움이 되며, 대부분의 경우에는 필요하지 않습니다.

• **자세히 설명해 드립니다.**

일반적으로 용종절제 후 입원을 하는 가장 큰 이유는 지연성 천공 또는 출혈 여부를 관찰하기 위해서입니다. 지연성 천공 및 출혈 가능성이 조금이라도 있는 경우, 금식과 함께 절대안정을 취해야 하기 때문에 입원치료를 권장하게 됩니다.

과거 전기를 통한 올가미절제법을 많이 이용할 경우에는, 대장의 근육층이 화상을 입으면서 시간이 지나 천공이 발생하는 경우가 많았습니다. 그러나 현재는 전기를 통하지 않는 단순 올가미절제법이 널리 쓰이면서 지연성 천공을 비롯한 용종 절제로 인한 합병증 발생이 많이 줄어들면서 2cm가 넘는 용종을 제거하거나, 한 번에 여러 개의 용종을 제거하는 경우, 출혈성 경향이 높은 경우가 아니라면 반드시 입원치료가 필요하지는 않습니다.

물론 내시경의사가 용종절제 후 입원치료를 권한다면 환자의 안전을 위한 것이니 긍정적으로 검토하는 것이 좋습니다.

또한 수액치료의 경우 도움이 될 수는 있지만 대부분의 경우 필요하지 않습니다. 기본적인 수액치료의 경우, 부족한 수분을 채워 주는 의미가 있을 뿐이기 때문에, 용종절제 후 수액치료가 꼭 필요한 것은 아닙니다. 하지만 수액치료가 반드시 필요한 경우가 있는데, 용종절제 후 금식을 유지해야 하는 경우나, 출혈이 의심되어 혈액응고제 치료가 필요할 경우, 천공이 의심되어 수액치료와 함께 약물치료가 동반되어야 하는 경우 등입니다.

일반적으로 대장용종절제술은 수면내시경으로 시행하기 때문에, 수면약물 투여를 위해 만든 수액라인은 혹시 모를 경우를 대비하여 내시경 이후에도 유지를 하는 것이 안전합니다.

Q5. 용종절제술 후 발생할 수 있는 합병증은 어떤 것이 있나요? 그리고 합병증이 생겼다는 것을 어떻게 알 수 있나요?

A 가장 대표적인 합병증은 대장출혈, 대장천공, 용종절제술후 응고 증후군이며, 배변 시 핏덩이가 쏟아지고, 어지러움, 빈맥 등의 증상이 나타나거나, 갑작스럽게 참을 수 없는 복통 및 발열, 오한이 시작될 수 있습니다.

• **자세히 설명해 드립니다.**

가장 대표적인 합병증은 대장출혈, 대장천공, 용종절제술후 응고 증후군입니다. 대장의 벽은 두께가 1.5~3mm 정도로 매우 얇고, 영양 및 수분 흡수를 위해 점막에 얇은 혈관들이 잘 발달되어 있기 때문입니다.

대장출혈은 용종절제술 이후 가장 흔하게 발생하는 합병증이며, 용종절제 12시간 후를 기준으로 즉시 출혈과 지연성 출혈로 구분합니다.

대략 0.5%~9% 가까이 발생한다고 하고, 항응고제를 복용하는 환자, 고혈압 환자, 고령 환자들과 관상동맥질환, 콩팥질환, 호흡기질환이 만성적으로 있는 환자들에게서 잘 발생합니다. 배변 시 대량의 출혈이 있거나 항문출혈이 생길 수 있고, 복부 통증 및 불편감, 구토, 어지러움, 실신 등의 증상이 나타날 수 있습니다.

용종절제를 시행 후 위와 같은 증상들이 나타난다면 즉시 병원에 문의하거나 가까운 응급실을 방문하여야 합니다.

대장천공은 일반 대장내시경보다 용종절제를 했을 경우 위험도가 2배 가까이 높고, 사망률이 7배나 증가하는 가장 위험한 합병증입니다.

대장천공은 용종절제 환자의 0.1%에서 발생하며, 고령이나 여성환자, 기저질환이 있는 경우 잘 발생합니다. 열이 나거나 오한이 든다면 감염과 관련된 증상이며 이는 대장의 천공으로 인해 복막내 감염이 일어나서 생기는 증상들로, 즉시 가까운 응급실을 찾으시는게 좋습니다.

용종절제술 후 응고 증후군은 실제 천공은 없으나 용종절제 위치에 염증이 생기는 현상으로, 복통, 발열 등의 증상이 나타나며 0.5%~1% 정도 환자에서 발생합니다.

시술 후 6시간~5일 정도에 발생할 수 있고, 일반적인 경우 천공이 일어나지 않는다면 5일 정도 후면 호전됩니다.

Q6. 대장용종절제술 후 합병증은 어떤 경우에 발생 가능성이 높나요?

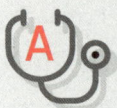 합병증 발생은 용종의 크기, 위치, 환자의 기저질환 등에 영향을 받습니다.

● 자세히 설명해 드립니다.

 가장 대표적인 합병증인 천공, 출혈이 일어나는 이유는 대장벽이 너무 얇고 혈관이 잘 발달되어 있기 때문입니다. 따라서 이러한 위험성이 극대화되는 경우에 합병증 발생 가능성이 높다고 할 수 있겠습니다.

 용종 크기가 클 경우, 절제 범위가 넓어지기 때문에 상대적으로 장벽에 손상이 클 수 있고, 굵은 혈관이 다칠 위험도 큽니다.
 일반적으로 대장내시경 검사 중 발견되는 용종의 90%는 직경 10mm 미만의 용종이며, 이 중 대부분은 5mm 이하의 용종입니다. 미세 용종의 경우는 합병증 발생률이 낮으며, 10mm 미만의 소용종의 경우, 절제 방법에 따라 1%~9% 정도의 출혈을 보이고, 대부분 자연적으로 치유됩니다.
 하지만 2cm 이상의 용종의 경우, 일반적인 용종절제술로는 한번에 절제가 불가능한 경우도 많고, 어려운 방법의 술기를 시행해야 하는 경우도 많아 합병증 발생 가능성이 높아지게 됩니다.

 또한 대장벽의 두께는 부위별로 조금씩 다른데, 일반적으로는 소장과 충수돌기가 연결되어 있는 막창자가 가장 얇으며, 직장이 제일 두껍습니다. 또한 대장의 특성상 크게 꺾어지는 부위가 생기는데, 이러한 부위도 상대적으로 대장벽이 넓게 퍼지면서 두께가 얇습니다.

이렇게 두께가 얇은 부위에서는 상대적으로 천공도 더 잘 일어날 수 있습니다.

또한 일반적으로 고령 환자, 고혈압, 당뇨 등 만성 기저질환이 있는 환자, 관상동맥질환, 콩팥질환, 호흡기 질환이 있는 환자나 항응고제를 복용하는 환자의 경우, 건강한 분들에 비해 상대적으로 합병증 발생의 위험이 높습니다.

Q7. 대장용종절제술 후 알아야 할 것이나 특별히 주의해야 할 것이 있나요?

A 용종절제술 후 합병증 발생 시 생길 수 있는 증상에 대해 숙지하고, 식사를 진행하는 것에 유의해야 합니다. 조직검사 확인을 위해 반드시 한 번 더 병원에 내원하셔야 합니다.

● **자세히 설명해 드립니다.**

용종절제술이 끝나고 귀가하시게 되면 우선적으로 합병증 발생과 관련된 증상이 나타나는지 유의하셔야 합니다. 합병증과 관련된 증상은 어지러움, 빈맥, 식은땀, 오한, 발열, 복통, 구토, 항문출혈 등이 있으며 이럴 경우, 병원에 문의하거나 가까운 응급실을 방문하여야 합니다. 출혈 여부를 알기 위해서는 시술 후 3일 정도는 대변을 잘 관찰하여 출혈이 있는지 여부를 확인해야 합니다. 만약 항응고제를 복용하는 경우에는 시술 후 2~3일 후부터 복용하는 것이 좋습니다.

시술 후 1주일 정도는 과로, 무리한 운동, 음주 흡연, 사우나 및 찜질방 등을 삼가는 것을 일반적으로 권장합니다.
장거리 항공과 여행은 즉시 병원을 방문하기 어려울 수 있으니 2주 이후로 계획하시는 것이 좋습니다.

또한 식사를 진행함에 있어 병원에 따라 권장하는 바가 다르지만, 일반적으로 용종절제술 후 가벼운 우유, 쌀음료, 주스 등은 바로 섭취하셔도 됩니다. 2시간~6시간 정도의 금식 후, 하루 정도는 흰쌀죽 등을 드시고, 그 이후에는 일반식을 섭취합니다.
다만 맵고 짠 음식, 자극성이 강한 음식, 음주 등은 용종 절제부위를 자극할 수 있으니, 의료진의 권고에 따라 삼가는 것이 좋습니다. 또한 크기가 큰 용종을 제거한 경우, 다수의 용종을 제거한 경우 등 의료진의 판단에 따라 금식이 요구되거나, 입원이 필요할 수도 있습니다.

마지막으로 용종절제술 이후 최종절차로 조직검사를 확인하셔야 합니다.
절제된 모든 용종은 조직검사를 시행하게 되며, 결과에 따라서 추가적인 치료가 필요할지, 추적검사를 언제 해야 하는지가 결정됩니다. 조직검사 결과는 대략 3~7일 정도가 소요되기 때문에, 1주일 정도 후에 병원을 방문하셔서 검사결과를 확인하시면 됩니다.

조직검사 결과가 나오면 저위험 환자군은 용종 절제 후 2~3년 뒤에 다음 검사를 받으시면 됩니다. 고위험 환자군은 용종절제 상황에 따라 1년~2년 뒤에 받는게 좋습니다.

대한대장항문학회에서는 일반적인 고위험 환자군은 3년 뒤에 받는 게 좋지만, 고위험 환자군에서 장정결이 불량했거나, 정상적으로 검사가 되지 않은 경우, 가족력 및 과거력이 있는 분들은 1년 뒤 받는 것이 안전한 것으로 권고하고 있습니다.

여기서 고위험환자란, 용종이 한 번에 3개 이상이 발견되거나 용종의 크기가 1cm 이상이거나 선종 중에서도 예후가 불량한 톱니상선종일 경우 고위험환자군으로 분류합니다.

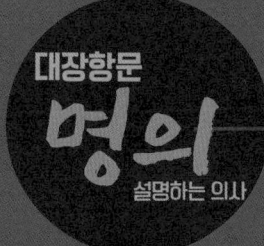

국립암센터 대장암센터 출신 5명의
대장항문외과 개원의들에게 묻는다.

VI. 장질환

1. 대장암

- Q1. 대장암의 증상에는 어떤 것이 있나요? _240
- Q2. 대장암은 어떤 사람이 잘생기나요? _241
- Q3. 분변잠혈검사로는 대장암을 진단할 수 없나요? _242
- Q4. 대장암이 있는지 알려면 어떤 검사를 해야 하나요? _243
- Q5. 대장내시경은 몇 살부터 해야 하고 얼마나 자주 해야 하나요? _244
- Q6. 조기 대장암은 내시경으로 치료할 수 없나요? 무조건 수술해야 하나요? _245
- Q7. 진행성 대장암은 어떻게 치료하나요? _246
- Q8. 대장암을 예방하기 위해서는 어떻게 하면 좋을까요? _247

2. 염증성 장질환

- Q1. 염증성 장질환이 어떤 병인가요? _248
- Q2. 염증성 장질환은 왜 걸리나요? _249
- Q3. 최근 염증성 장질환이 많아지는 이유는 무엇인가요? _251
- Q4. 궤양성 대장염은 약물로 치료하나요? _252
- Q5. 크론병은 어떤 병인가요? 어떻게 치료하나요? _253
- Q6. 치루를 진단받았는데 크론병이 있는지 대장내시경을 해야 한다고 합니다. 크론병이 있으면 치루가 생기나요? 치료는 어떻게 하나요? _254
- Q7. 궤양성 대장염과 크론병 이외에도 염증성 장질환으로는 어떤 병이 있나요? _256

3. 과민성 대장 증후군

- Q1. 과민성 대장 증후군이라는 것이 어떤 것인가요? _258
- Q2. 과민성 대장 증후군은 어떻게 치료하나요? _260
- Q3. 과민성 대장 증후군일 때 도움이 되는 생활요법은 무엇인가요? _261

4. 대장 게실

- Q1. 대장 게실이 무엇인가요? 대장 게실은 왜 생기나요? _263
- Q2. 대장 게실이 있다고 문제가 생기나요? 대장 게실은 치료해야 되나요? _265
- Q3. 대장 게실염의 증상은 무엇인가요? _266

5. 기타 장질환

- Q1. 장염에 걸렸을 때는 어떻게 하면 되나요? _267
- Q2. 대장염의 종류는 다양하다고 하던데 어떤 질환들이 있나요? _269
- Q3. 대장내시경에서 대장흑피증이라고 하던데 그냥 두면 되나요? _271

국립암센터 대장암센터 출신 대장항문외과 개원의들이 자세히 알려드립니다.

VI. 장질환

1. 대장암

Q1. 대장암의 증상에는 어떤 것이 있나요?

A 대장암은 초기에는 대부분 무증상이고 병이 진행할수록 복부 통증, 변비 등의 배변 습관 변화, 출혈, 소화불량, 가는 변, 체중 감소, 복부 종괴 등의 증상이 나타납니다.

• 자세히 설명해 드립니다.

대장암은 대장 점막에서 암종이 발생하고 대장 내강 안쪽으로 자라 들어가는 양상이므로 초기에는 아무런 증상이 없습니다. 암종이 대변의 흐름을 방해하거나 출혈이 발생할 정도로 커지면 비로소 소화불량, 복통, 변비, 가는 변, 혈변, 복부 종괴 등의 관련 증상이 나타납니다.

대장의 항문부터 위로 15cm 정도를 직장이라고 하는데 항문과 가까운 부위이므로 이 부위에 암종이 생기면 일반 대장암보다 초기에 증상이 나오기도 합니다. 항문에 가까운 경우에는 직장 수지검사에서 만져지기도 합니다.

흔하진 않지만 대장 내강 안쪽으로 자라나는 암종이 아닌 대장벽 바깥으로 자라는 암종도 있는데 이런 경우는 병이 진행되어도 증상이 더욱 늦게 나와 진단이 늦어질 수 있습니다.

체중 감소의 경우 환자가 체중 조절의 의지가 없는 상태에서 본인 몸무게의 5% 이상이 6개월 동안 감소했다면 의미가 있는 증상으로 간주해야 합니다.

Q2. 대장암은 어떤 사람이 잘생기나요?

> **A** 대장암의 원인은 한두 가지로 특정할 수 없습니다. 일반적으로 대장에 용종이 있는 사람, 서구화된 음식 습관, 변비, 유전, 비만 등이 대표적인 원인으로 알려져 있습니다.

● 자세히 설명해 드립니다.

대장암의 원인은 진료실에서 가장 많이 받는 질문이지만 안타깝게도 아직 확실한 답이 없는 상태입니다. 개인별로 대장암이 왜 발생했는지 규명하기도 불가능합니다. 대장암의 원인 중 가장 확실한 것은 용종입니다.

용종 중에 일부가 대장암으로 발전하는 것은 입증된 사실입니다. 용종의 원인이 무엇인지는 아직 확실히 알 수 없지만 대장 점막에서 생기는 염증으로 인한 유전자 변이 정도로 밝혀지고 있습니다.

변비가 대표적인 대장 염증의 원인입니다.

유전이나 질병 치료로 인한 방사선 피폭 등은 어쩔 수 없는 측면이 있지만 흡연이나 육고기 위주의 서구화된 식습관으로 인한 발암 물질 노출은 충분히 개인의 노력으로 줄일 수 있습니다.

Q3. 분변잠혈검사로는 대장암을 진단할 수 없나요?

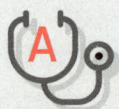
분변잠혈검사의 대장암 진단율은 높지 않습니다. 분변잠혈검사의 결과만 믿는 것은 위험합니다.

• 자세히 설명해 드립니다.

분변잠혈검사란 변속에 있는 혈액을 찾아내는 검사입니다. 육안으로 보이지 않을 만큼 미세한 혈액도 찾아냅니다. 대장암은 크기가 커지면서 점막 표면에서 출혈이 흔히 생기므로 진행성 대장암 환자에서 분변잠혈 검사는 어느 정도 의미는 있습니다. 하지만 반대로 분변잠혈검사에서 양성이라고 해도 그 환자들이 모두 진행성 대장암은 아닙니다.

대변에 혈액이 섞여 나오는 경우는 대장암 말고도 너무나 많기 때문입니다. 또한 분변잠혈검사가 정상이라면 대장암이 아니라고 안심할 수 있을까요? 당연히 아닙니다. 초기 대장암은 표면에서 출혈이 없기 때문에 분변잠혈검사에서 정상이 나올 수 있고 진행성 대장암이라도 대변이 대장을 통과하면서 혈액의 농도가 낮아지거나 사라져서 정상이 나올 수 있습니다.

이처럼 분변잠혈검사는 그 자체로는 진단 능력은 낮으나 검사 비용이 아주 저렴하기 때문에 전 국민에게 시행할 수 있는 장점이 있고 그러한 이유로 일차적인 선별검사로서는 가치가 있다고 할 수 있습니다. 분변잠혈검사가 양성일 경우 반드시 대장내시경을 통해 최종 확인이 필요하고 정상일 경우도 일정 나이 이상(40세 이상)이 되거나 소화기 증상, 대장암 가족력이 있다면 적극적으로 대장내시경 검사를 고려해야 합니다.

Q4. 대장암이 있는지 알려면 어떤 검사를 해야 하나요?

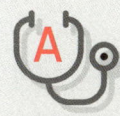 대장내시경이 가장 정확한 검사입니다.

• 자세히 설명해 드립니다.

대장암은 대장의 안쪽 점막에서 자라는 경우가 대부분이므로 당연히 대장 안쪽 점막을 관찰하는 대장내시경이 가장 정확한 검사입니다. 복부 CT나 초음파는 복강을 보는 검사이므로 대장 내강의 종괴는 정확히 파악하기 힘듭니다.

최근에는 장유착이나 대장 내관을 막고 있는 대장암 환자같이 내시경 삽입이 힘든 환자들을 위해 3D-CT와 조영제를 이용하여 대장내시경과 같은 효과를 보는 CT 내시경도 사용되고 있습니다.

혈액 검사 중 CEA라는 수치가 대장암과 관련이 있습니다. 하지만 CEA

는 대장암의 초기 진단에는 의미는 없다고 알려져 있고 대장암의 재발과 더 관계가 있습니다.

Q5. 대장내시경은 몇 살부터 해야 하고 얼마나 자주 해야 하나요?

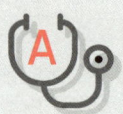
대부분의 학회에서는 무증상이고 가족력도 없는 건강한 성인이라면 40세부터 대장내시경 검사를 시작할 것을 권유하고 있습니다.

• 자세히 설명해 드립니다.

대부분의 관련 학회에서는 가족력이 없고 증상이 없는 건강한 성인인 경우 40세부터 대장내시경을 시작하고 내시경에서 정상 소견이면 5년 간격으로 시행받을 것을 권고합니다.

만약 직계 가족의 가족력이 있다면 20대 같이 아주 이른 나이부터 내시경을 시작해야 합니다.

가족력이 없어도 소화 기능 및 배변 활동에 불편함, 출혈, 체중 감소 등의 증상이 있다면 진단 목적으로 언제든 내시경을 받을 수 있습니다.

내시경 결과, 용종 같은 이상소견이 발견되면 그 소견에 맞춰 다시 내시경 주기가 결정됩니다.

Q6. 조기 대장암은 내시경으로 치료할 수 없나요? 무조건 수술해야 하나요?

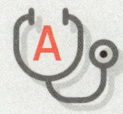 조기 대장암은 내시경으로 치료할 수 있습니다.

• 자세히 설명해 드립니다.

조기 대장암은 크기도 작고 점막을 깊게 파고 들지 않은 암을 말하는데 이런 경우 내시경으로 완전 절제가 가능합니다.

진단 목적으로 내시경을 하다가 조기 대장암이 발견되어 그 자리에서 바로 완전 절제까지 하는 경우도 있습니다.

하지만 일단 대장암으로 의심이 되면 복부 CT나 초음파 검사 같은 영상 검사를 통해 조기 대장암임을 더 확실히 파악한 후 다시 치료목적 내시경을 하는 경우가 더 많습니다.

대장내시경을 의사 권고에 맞춰 주기적으로 한다면 대장암을 조기에 발견할 확률이 더 높아지고 치료도 더 간단해집니다.

Q7. 진행성 대장암은 어떻게 치료하나요?

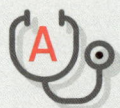 수술이 가장 효과적인 치료 방법입니다. 그리고 항암 치료, 방사선 치료가 부가적으로 사용됩니다.

• 자세히 설명해 드립니다.

진행성 대장암이라면 내시경만으로 해결하기는 불가능합니다.

충분한 안전 거리를 두고 장과 림프절을 한꺼번에 잘라내는 근치 수술을 받는 게 가장 효과적인 치료법입니다. 림프절 전이가 확인이 되면 술후 항암 치료 또는 방사선 치료까지 해야 합니다.

진행성 대장암 치료는 대학병원이 아닌 대장 항문 전문병원에서 할 수도 있습니다.

다만 동반 질환이 많거나 초고령 환자와 같이 타 과와 협진이 필요한 경우라면 모든 과가 모여 있는 대학병원이 더 적합합니다.

Q8. 대장암을 예방하기 위해서는 어떻게 하면 좋을까요?

A 적절한 신체 활동, 섬유질 섭취는 정상적인 배변 활동을 유도하여 대장암의 예방 효과가 있습니다. 그 외에 마늘, 우유, 칼슘, 과일, 엽산, 셀레늄, 어류, 비타민 D 등도 대장암의 발생을 줄일 것으로 생각되지만 확실한 근거는 아직 부족합니다. 최근에는 저용량 아스피린의 꾸준한 복용이 대장암 발생 확률을 줄인다는 여러 보고가 나오고 있지만 위장장애, 출혈, 지혈장애, 출혈성 뇌질환의 위험이 올라가므로 복용 시 의사의 지도가 필요합니다.

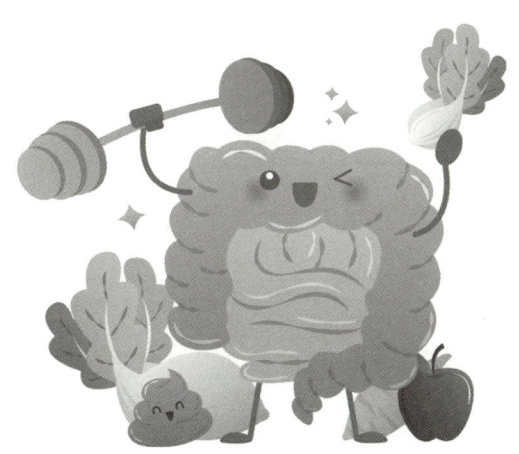

국립암센터 대장암센터 출신 대장항문외과 개원의들이 자세히 알려드립니다.

Ⅵ. 장질환

2. 염증성 장질환

Q1. 염증성 장질환이 어떤 병인가요?

> **A** 말 그대로 장에 염증이 생기는 질환으로, 이유를 불문하고 만성적인 염증이 장점막에 국소적 또는 광범위하게 걸쳐져 있어, 복통, 설사, 혈변 등의 증상을 나타내는 난치성 질환입니다.

● **자세히 설명해 드립니다.**

염증성 장질환이란 비단 대장뿐만 아니라 전체 장에 만성적인 염증을 일으키는 질환을 이야기합니다. 만성적인 염증은 호전과 악화를 반복하면서 점점 장관의 기능을 저하시키고 협착, 누공, 농양 등의 합병증이 생기게 하며, 더 진행이 되면 암까지도 발생할 수 있습니다.

정확한 의미에서 염증성 장질환은 장에 염증이 생길 수 있는 모든 질환을 일컫는 말이지만, 일반적으로는 가장 대표적인 염증성 장질환인 궤양성 대장염과 크론병, 이 두 가지를 일컫습니다. 이 2개의 질환은 서로 유사한 점이 많으며 서로 구별하기 어려울 때도 있지만, 정확하게는 서로 다른 질환이며 여러 가지 차이가 존재합니다. 가장 큰 차이는 크론병은 거의 모든 소화기관에 영향을 미치지만, 궤양성 대장염은 대장에만 국한된다는 것입니다.

원래는 유태인과 코카시안 인종에서 발생 빈도가 높고 동양인에게는 드문 질환이었지만, 최근에는 우리나라와 일본, 중국을 포함하는 아시아 국가에서도 발병률이 높아지고 있습니다.

Q2. 염증성 장질환은 왜 걸리나요?

A. 아직까지 명확하게 밝혀진건 없지만, 자가면역 질환이라는 가설, 어떠한 감염원에 의해 생긴다는 가설, 유전적 요인이 작용한다는 가설, 도시화된 환경 또는 스트레스와 관련되어 있다는 가설 등이 있습니다.

• 자세히 설명해 드립니다.

염증성 장질환이 정확하게 왜 생기는지, 어떠한 기전으로 병이 진행되는지는 아직 확실히 알지 못합니다.

다만 몇 가지 원인을 추측하고 있는데 첫 번째로 면역이 지나치게 활성화되어 정상적인 자신의 세포마저 공격하는 자가면역성 질환이라는 것입니다. 염증성 장질환은 다른 자가면역 질환과 동반되는 경우가 많으며 면역 억제제를 사용하면 호전되는 경우가 많습니다.

두 번째로는 감염성 인자를 생각할 수 있습니다. 바이러스나 리스테리아와 같은 병원체에 의한 감염설과 장내 세균의 대사산물 등을 원인 물질로 추측하고 있습니다.

세 번째로는 유전적 요인을 생각할 수 있는데, 가족력이 있는 것과 일란성 쌍둥이에서 같이 발생하는 비율이 높은 점 등이 유전적 요인을 생각하게 합니다.

그 외에 지나치게 도시화된 환경적 요인과 스트레스와 관련된 원인을 주장하는 학자들도 있습니다.

Q3. 최근 염증성 장질환이 많아지는 이유는 무엇인가요?

> **A** 현재까지 가장 유력한 원인은 서구화된 식습관과 도시화된 생활환경 때문으로 생각되고 있습니다. 또한 원래 유병률이 높았던 질환인데 의학의 발달로 최근 진단율이 올라가면서 통계적으로 환자수가 많아졌다는 의견도 있습니다.

• 자세히 설명해 드립니다.

국내에서 염증성 장질환의 환자는 꾸준히 증가해 왔습니다. 1980년대 이후 발병률이 급격하게 증가하기 시작하였으며, 2019년 통계에서는 2010년에 비해서 10년 동안 2배로 증가했다는 보고도 있었습니다.

이는 여러 가지 원인이 있겠지만, 직접적인 원인 중 가장 대표적인 것은 서구화된 식습관과 도시화입니다.

일반적으로 염증성 장질환은 농촌인구보다 도시인구에서 발병률이 높다는 사실이 잘 알려져 있는데, 국내도 문명화가 되면서 도시인구가 늘어나고, 이에 따라 발병률도 높아지고 있는 것입니다.

또한 진단기술의 발달로 인해 원인 모를 장질환을 앓고 있던 환자들이 정확하게 염증성 장질환을 진단받는 경우도 늘었고, 완치가 잘 되지 않고 악화와 호전을 반복하는 질환의 특성상 환자들은 계속 누적되기 때문에 발생률이 높아지고 있고, 앞으로 더욱더 증가할 것으로 생각됩니다.

Q4. 궤양성 대장염은 약물로 치료하나요?

A 기본적으로 궤양성 대장염은 약물로 치료합니다. 약물 치료는 처음 진단되었을 때 얼마나 심하냐에 따라 2~3가지의 약제를 단독 혹은 복합적으로 사용하고, 정기적으로 대장내시경으로 추적관찰을 하면서 약제를 더하거나 줄일 수 있습니다.

• 자세히 설명해 드립니다.

궤양성 대장염의 1차적인 치료는 약물치료입니다. 처음 진단된 시점에서 초기 치료로 항염증제인 메살라진(5-ASA)을 경구 혹은 좌약 형태로 시작하게 되는데, 좌약과 경구 사용을 병행할 경우 효과가 더 좋습니다.

스테로이드 제제는 메살라진 좌약과 함께 사용하거나, 메살라진을 충분히 복용했음에도 효과가 없고, 전신 증상이 동반된 경우에 사용합니다.

보통 약물 치료를 시작하고 나서 4~8주 후에 대장내시경을 시행하여 약물에 반응이 있는지 평가해야 합니다.

메살라진과 스테로이드제제를 사용했음에도 효과가 없다면, 면역억제제 치료를 시작할 수 있습니다. 또한 최근에는 면역억제제에도 효과가 없는 중등도 궤양성 대장염에서 생물학 제제를 사용하고 있습니다.

Q5. 크론병은 어떤 병인가요? 어떻게 치료하나요?

> **A** 크론병은 궤양성 대장염보다 좀 더 전신질환에 가까운 염증성 장질환입니다. 기본적으로는 약물치료를 하면서 동반되는 합병증에 대한 치료를 병행합니다.

• **자세히 설명해 드립니다.**

크론병은 구강에서 항문까지 위장관 어느 부위라도 침범할 수 있는 만성 난치성 염증성 장질환입니다. 주로 10~20대의 젊은 연령에서 발생하여 평생 지속되고, 복통, 설사, 체중 감소 등의 증상을 보이다 장관 협착, 누공, 천공 등의 합병증을 유발하는 병입니다.

완치가 어려운 질환이지만 여러 가지 치료법이 시도되어 최근에는 많은 임상 연구결과에 근거를 둔 치료를 시행하고 있습니다.

크론병 치료의 목표는 염증을 최대한 억제시킨 상태를 유지함으로써 궁극적으로 환자의 건강과 삶의 질을 향상시키는 것입니다. 또한 질병의 진행을 막아서 합병증을 예방하는 것도 중요한 치료 목표입니다.

질병의 활동도, 침범 부위, 질병의 행태 등을 고려하여 치료방침을 결정하게 되는데, 이때 어떤 약을 어떻게 쓸지, 부작용이 어떻게 나타날지, 이전 치료에 대해 어떻게 반응했는지, 크론병과 동반된 다른 질환은 어떻게 치료할지 등 많은 여건을 고려해야 합니다.

일반적으로 초기 치료는 항염증제이자 면역 억제제인 설파살라진 약제를 투여합니다. 크론병의 정도가 경한 경우에는 궤양성 대장염에 쓰는 약제인 메살라진으로 시작할 수도 있습니다. 약물에 대한 반응에 따라 스테로이드, 부데소나이드라는 약물을 추가로 병행할 수 있고 반응이 좋지 않다면 면역억제제 사용을 고려할 수 있습니다.

최악의 경우 약물 치료에 반응이 없다면 수술적 치료를 고려해야 합니다. 크론병은 모든 소화기관을 침범할 수 있기에, 수술 범위의 결정이 무엇보다 중요합니다.

따라서 소화기내과 의사와 외과의사, 그리고 환자 본인이 충분히 상의를 한 후 수술적 치료를 결정해야 합니다.

Q6. 치루를 진단받았는데 크론병이 있는지 대장내시경을 해야 한다고 합니다. 크론병이 있으면 치루가 생기나요? 치료는 어떻게 하나요?

> **A** 크론병에서 항문 주위 병변은 흔한 합병증 중의 하나이고, 그 중 치루는 가장 흔하다고 알려져 있습니다. 때로는 치루가 크론병의 첫 증상으로 나타나기도 합니다. 크론병과 동반된 치루의 경우 완치가 늦고 재발이 흔하며, 근치 수술에 어려움을 겪는 경우가 많아 크론병에 대한 약물 치료와 수술적 치료의 선택을 잘 조율해야 합니다.

• 자세히 설명해 드립니다.

크론병에서 치루의 누적 발생률은 1년에 약 10%, 5년에 15%, 10년에 20%이며 대장 침범이 있는 경우에 더 흔하고, 직장을 침범한 경우 92%까지도 동반이 된다고 보고되고 있습니다.

국내 연구에서도 크론병 진단 당시 36%의 환자가 치루를 앓은 병력이, 28%의 환자들은 치루를 동반하고 있을 정도로 크론병과 치루는 아주 밀접한 관련이 있습니다.

또한 직장에 활동성 염증이 동반되어 있는 경우, 치루 수술 이후에 치유가 지연되거나, 변실금의 위험이 증가한다고 알려져 있어, 치루환자에게 있어 수술 전 크론병의 동반 여부를 판단하는 것은 매우 중요하다고 할 수 있겠습니다.

치루와 크론병이 동반된 경우, 크론병에 대한 내과적 치료와 치루에 대한 외과 치료의 단독 또는 병합과 관련된 연구는 아직 많지 않습니다.

따라서 아직까지는 개별 환자의 상태에 따라 내과전문의, 외과전문의, 영상의학과 전문의가 함께 참여하는 다학제 진료팀의 논의가 치료 방침 결정에 중요하다고 할 수 있겠습니다.

다만 크론병이 동반된 경우라고 하더라도, 항문 주위 합병증이 크게 없는 단순치루의 경우는 수술적 치료를 우선하는 것이 치료방법을 단순화하는 데 도움이 된다고 할 수 있겠습니다.

Q7. 궤양성 대장염과 크론병 이외에도 염증성 장질환으로는 어떤 병이 있나요?

> **A** 가장 대표적으로 베체트 장염이 있으며, 그 외에 결핵성 대장염, 세균성 장염, 아메바성 이질, 허혈성 장염, 방사선 조사 후 장염 등이 있습니다.

• 자세히 설명해 드립니다.

베체트병은 만성적이고 반복적인 전신질환으로 피부, 점막, 눈, 장, 관절, 비뇨생식기, 신경계 등 여러 장기를 침범하는 질환으로 이 중 5~10% 환자에서 위장관 이상이 생기고, 이를 베체트 장염이라 합니다.

가장 흔하게 문제가 생기는 부위는 소장과 대장이 연결되는 말단 회장부입니다. 베체트병 환자가 내시경 상에서 특징적으로 보이는 장 점막의 궤양이 있다면 진단할 수 있습니다.

결핵성 대장염은 결핵균이 대장에 감염되어 나타나는 장염으로, 일반적으로 크론병과 내시경적 소견과 증상 등의 임상양상이 비슷하고, 특히 우리나라가 결핵이 호발하는 지역이어서, 크론병과의 감별진단이 매우 중요한 질환입니다.

허혈성 대장염은 대장에 혈액을 공급하는 혈관 등의 문제로 대장이 충분한 혈액을 공급받지 못하여 생기는 장염으로, 문제가 생긴 혈관에 혈액을 공급받는 대장부위만 특징적으로 심한 염증 소견을 보이는 특징

을 가지고 있습니다

그 외에도 넓은 범주의 염증성 장질환에 포함되는 질환으로는 세균성 장염, 아메바성 이질, 방사선 조사 후 장염 등이 있습니다.

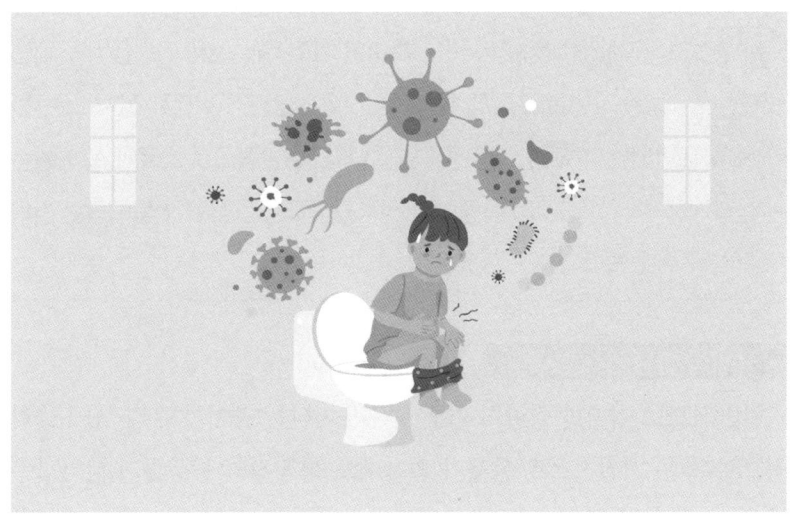

국립암센터 대장암센터 출신 대장항문외과 개원의들이 자세히 알려드립니다.

VI. 장질환

3. 과민성 대장 증후군

Q1. 과민성 대장 증후군이라는 것이 어떤 것인가요?

> **A** 과민성 대장 증후군은 특별한 기질적인 문제가 없음에도 배변 습관의 변화와 함께 복통 혹은 복부 불편감과 함께 설사 또는 변비 등이 동반되는 비교적 흔한 증후군입니다. 일반적으로 스트레스와 관련된 상황에서 발생하는 것이 특징이며 신경정신과적인 진료가 동반되는 것이 도움이 될 수 있습니다.

• 자세히 설명해 드립니다.

일반적으로 어떠한 질환이 아닌 증후군이라는 용어는 우리 몸에 물리적으로 혹은 기질적으로 문제가 없음에도 특징적인 증상들이 나타나는 현상을 이야기합니다. 따라서 환자는 분명히 여러 가지 증상을 호소하는데 일반적인 검사로는 특별히 문제가 발견되지 않습니다.

과민성 대장 증후군은 배변습관의 변화와 함께 복통 또는 복부 불편감이 발생하는 비교적 흔한 증후군입니다. 명확하게 원인이 밝혀져 있지 않고, 여러 가지 원인이 상호복합적으로 작용하여 발생하는 질환이기 때문에 이전에는 진단과 치료가 제각각이었지만, 최근에는 많은 연구를 통해 통일된 진단과 치료를 제시하고 있습니다.

일반적으로 반복되는 복통이 3개월 동안 평균적으로 1주일에 하루 이상 발생하며, 다음과 같은 증상이 2개 이상 동반될 경우 과민성 대장 증후군으로 진단할 수 있습니다.

* 배변과 연관된 복통
* 배변습관의 변화
* 대변의 형태 및 굳기 변화

이 같은 경우, 반드시 대장내시경을 통하여 대장의 기질적인 문제가 없는지를 확인한 후, 특별한 문제가 없다면 과민성 대장 증후군으로 진단할 수 있으며, 현재는 소화기내과·외과뿐만이 아니라, 신경정신과의 협진도 중요하게 생각되고 있습니다.

Q2. 과민성 대장 증후군은 어떻게 치료하나요?

> **A** 과민성 대장 증후군은 특별한 기질적인 문제가 없기 때문에 증상에 대한 약물치료를 기본으로 하면서 증상이 유발되는 상황에 대한 생활환경/습관 등을 조정하는 치료를 합니다.

● 자세히 설명해 드립니다.

 식이습관과 라이프스타일을 긍정적으로 변화시키면서 약물치료와 신경정신과적 치료를 병행할 수 있습니다.

 약물치료는 증상 개선을 위해 환자가 호소하는 주 증상에 따라 달라지게 됩니다. 변비 증상이 나타나는 경우, 현미, 밀기울, 차전자씨, 해초, 한천 등 부피형성 하제를 복용하거나 삼투성 하제, 프루칼로프라이드라는 약물을 처방하며, 설사 증상을 호소하는 환자의 경우 지사제, 라모세트론 등을 처방합니다.

 복통이 주로 나타나는 환자에게는 진경제를 우선 사용하고, 일반적인 내과 치료에 반응하지 않는 복통이나 불편감은 신경정신과적 질환이 동반된 환자에게서 항우울제 복용을 권장합니다.

Q3. 과민성 대장 증후군일 때 도움이 되는 생활요법은 무엇인가요?

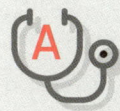 식이 습관과 라이프 스타일 교정을 시행하는데, 규칙적인 식사, 수분섭취를 기본으로 low FODMAP 식이를 시도합니다.

• 자세히 설명해 드립니다.

식이 습관과 라이프스타일은 과민성 대장 증후군의 증상을 유발시키거나 악화시킬 수 있는 요인으로 여겨집니다. 따라서 식이 습관과 라이프스타일 교정이 과민성 대장 증후군 환자의 영양 결핍을 예방하고 증상을 조절하기 위한 가장 기본적인 사항이 될 수 있습니다.

우선 규칙적인 식사, 충분한 양의 수분 섭취, 편식이 없이 다양한 종류의 음식을 섭취해야 합니다. 최근에는 저 FODMAP 식이가 각광을 받고 있는데, 발효된 당, 올리고당, 이당류, 폴리올에 분자사슬이 짧은 당류를 FODMAP이라고 합니다.

이런 FODMAP은 소장에서 제대로 흡수가 되지 않고 대장으로 이동해서 삼투압에 의해 수분조절을 어렵게 하고 대장내 세균의 먹이가 되어 가스 생성을 하게 됩니다. 이는 기능성 장질환의 증상 유발과 직접적으로 연관되기 때문에, 이러한 FODMAP 섭취를 줄이는 것이 과민성 대장 증후군의 증상을 호전시킬 수 있습니다.

대표적인 FODMAP 성분이 포함된 음식으로는 수박, 사과, 우유, 구운 콩 등이 있습니다.

식이섬유는 대장에서 수분 함유량을 증가시켜 장관 내 대변부피를 증가시키고 대장운동을 촉진시켜 대장통과시간을 단축하고 대변경도를 완화하는 효과가 있다고 알려져 있지만, 실제 변비형 과민성 대장 증후군 환자들이 섭취했을 경우 효과는 제한적이라고 알려져 있어 섭취에 주의를 요합니다.

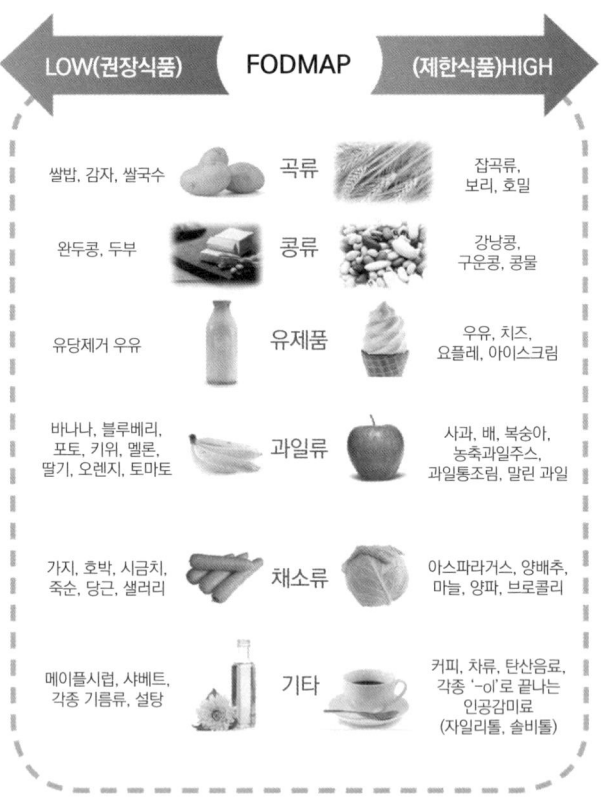

VI. 장질환

4. 대장 게실

Q1. 대장 게실이 무엇인가요? 대장 게실은 왜 생기나요?

> **A** 대장 게실은 매끈해야 할 대장 벽에 마치 싱크홀처럼 작은 공간이 통으로 빠져나가 대장 바깥으로 작은 주머니처럼 형성되는 질환으로 서구화된 식습관으로 대장 내 압력이 높아져서 생기는 것으로 알려져 있습니다.

• **자세히 설명해 드립니다.**

대장 게실이란 대장 벽의 전층이 바깥쪽으로 돌출되어 마치 작은 주머니가 튀어나온 것처럼 보이는 것으로, 대장의 구성 층 중 근육층을 통하여 장점막층이 탈장되거나 바깥으로 돌출되어 나온 것입니다. 게실이 있지만 특별한 증상이나 문제가 없다면 게실증, 게실에 대변이나 음식물 찌꺼기 등이 끼어 염증을 일으키면 게실염이라고 합니다. 일반적으로 구불 결장에서 흔하다고 알려져 있지만 우리나라의 경우 우측의 상행 결장에서 더 흔하게 발견됩니다.

원래는 서양에서 흔한 질환이고 우리나라에서는 드물었지만, 최근에는 서구화된 식습관 등으로 우리 나라에서도 발생 빈도가 증가하고 있습니다. 일반적으로 45세 이상의 비만한 사람에게서 잘 발생합니다.

게실의 원인은 고단백, 고지방, 저섬유질 식사와 연관이 있습니다. 섬유소 섭취가 적을 경우, 대변의 양이 적고, 변비가 발생하면서 대장의 근육층이 약한 사람의 경우 장관내의 압력이 증가할 때 게실이 초래될 수 있습니다. 정상적으로는 대변이 장근육의 연동운동에 의해 이동하게 되는데, 음식에 적당한 섬유소가 없다면 변이 건조하고 양이 적어 연동운동이 제대로 이루어지지 못하게 됩니다.

따라서 장의 근육은 더욱 강하게 수축하게 되고, 이러면서 장관 내에 높은 압력이 형성됩니다. 이런 높은 압력에 의해 장벽의 근육층이 약한 부위로 점막이 밀려 나옵니다. 밀려나온 주머니가 바깥에서 보면 마치 주머니처럼 생겨서 게실이라고 부릅니다.

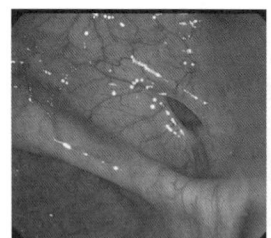 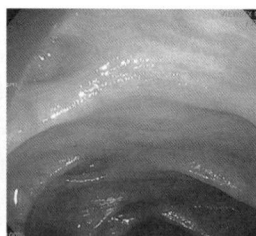 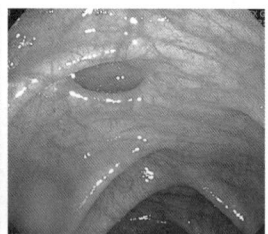

Q2. 대장 게실이 있다고 문제가 생기나요? 대장 게실은 치료해야 되나요?

> **A** 대장 게실은 게실염, 출혈 등의 문제를 일으킬 수 있지만, 증상이 없는 경우엔 특별히 치료가 필요하지 않습니다. 다만 대장 게실은 잘못된 식습관을 알리는 지표가 될 수 있으니 식습관을 개선하는 것이 좋습니다.

• 자세히 설명해 드립니다.

증상이 없는 게실은 식습관을 개선하는 것 말고는 특별한 치료가 필요하지 않습니다. 다만 의학적 치료가 필요하진 않지만, 정도가 심하지 않은 게실이 있을 경우 섬유소가 풍부한 식사를 함으로써 변비를 예방하도록 하는 것이 좋습니다. 기본적인 게실의 치료 목표는 장 연축을 감소시키는 것으로, 고섬유질 식이요법을 유지하고 많은 수분을 섭취하여 장 연축을 감소시켜 장내 압력을 낮춤으로써, 게실이 심해지는 것을 막을 수 있습니다.

게실로 인한 합병증이 생긴다면 장운동의 변화로 인해 변비나 설사, 점액변, 혈변 등이 나타날 수 있고, 열이 나거나 배가 아프고, 비뇨기계 증상이 생길 수 있습니다. 이럴 때는 병원에 방문해야 하며, 금식과 함께 항생제 주사치료를 합니다.

또한 심각한 경우 장폐색, 농양, 천공과 같은 합병증이 발생될 수 있으며, 이런 경우는 수술적 치료가 필요합니다. 수술 방법은 염증의 정도에 따라 게실 주머니를 결찰 후 제거하거나, 염증이 생긴 장을 일부분 절제할 수도 있습니다.

Q3. 대장 게실염의 증상은 무엇인가요?

A 가장 대표적인 증상은 복통이며, 몸에 염증이 생긴 것이므로 발열, 오한, 근육통과 같은 전신 염증 증상이 나타날 수 있습니다. 게실염은 우측 결장에 생길 경우 충수돌기염과 아주 유사한 증상을 나타낼 수 있으니, 충수돌기염과의 감별 진단이 반드시 필요합니다. 게실염이 생기기 전 대장내시경을 통하여 게실을 진단받은 병력이 있는 경우, 복통으로 병원 진료를 받을 때 반드시 게실의 유무를 의사에게 알려 주는 것이 진료에 큰 도움이 됩니다.

• 자세히 설명해 드립니다.

　게실염 같은 경우, 일반적으로 복통과 복부압통, 발열, 오한, 구역 및 구토 등이 생길 수 있습니다. 일반적인 염증에 의한 증상들이 나타나게 되며, 누공, 농양, 복막염과 같은 합병증이 나타날 수 있습니다.

　누공은 대장과 뱃속의 다른 장기가 염증으로 인해 녹아내리면서 서로 연결되는 현상입니다. 장내의 세균과 대변이 다른 장기로 흘러나가면서 다양한 문제를 일으킵니다. 누공이 생기는 대표적인 장기는 방광과 자궁입니다.

　농양은 고름주머니로, 게실염으로 인해 대장벽에 구멍이 생기면서 장내 세균과 변이 주변으로 흘러나와 염증을 일으키고, 이에 따라 농양이 형성되고, 복막염을 일으킬 수 있습니다.

국립암센터 대장암센터 출신 대장항문외과 개원의들이 자세히 알려드립니다.

Ⅵ. 장질환

5. 기타 장질환

Q1. 장염에 걸렸을 때는 어떻게 하면 되나요?

> **A** 우리 몸의 '장'이라 한다면 식도에서 직장에 이르기까지의 모든 소화기를 모두 일컫는 말로, 장염이라고 한다면 이 부위의 어딘가에 염증이 생겼다는 뜻입니다. 따라서 염증이 어디에 생겼는지, 왜 생겼는지를 파악해야 하므로, 소화기 관련 증상이 나타날 경우, 전문의의 진료를 받는 것이 가장 중요합니다.

● 자세히 설명해 드립니다.

장염이란 장에 염증을 일으키는 모든 질환을 통칭하는 말입니다. 원인은 감염에 의한 것일 수도 있고, 자가면역, 방사선, 허혈, 약제에 의한 것일 수도 있습니다. 따라서 장염이 생겼을 경우에는 원인을 파악하는 것이 무엇보다 중요합니다.

일반적으로는 감염성 장염이 급성으로 나타나고, 비교적 흔하기 때문에 흔히 장염이라 한다면 감염성 장염을 이야기할 수 있습니다. 감염성 장염이 생겼을 때, 감염의 원인은 다양하지만, 설사, 오심, 구토, 식욕감퇴, 복부 경련통, 복부 통증, 출혈, 점액변 등 증상은 거의 비슷하게 나타납니다. 따라서 원인을 파악할 수 있는 혈액 및 대변검사를 하게 되고, 필요하다면 대장내시경을 시행할 수 있습니다.

일반적으로 심하지 않은 급성 장염은 의학적 치료가 필요하지 않습니다. 수일 내로 증상은 서서히 완화되며, 증상이 완화되는 동안 구토와 설사로 인한 탈수를 예방하는 것이 필요합니다.

병원이 아닌 집에서 치료할 경우, 식사량을 줄여 구토 및 설사의 여지를 줄이고 탈수를 예방하기 위해서 수분을 꾸준히 섭취해 주는 것이 좋습니다. 탈수가 심할 경우 병원치료가 필요하며 수액치료 및 약물치료를 위해 입원하는 것이 좋습니다.

Q2. 대장염의 종류는 다양하다고 하던데 어떤 질환들이 있나요?

> **A** 대장염의 종류 하나하나보다는, 크게 감염성 대장염인지, 비감염성 대장염인지가 더 중요하다고 할 수 있습니다. 대장염이 진단될 경우, 우선적으로 감염성인지 아닌지를 파악하여, 이에 따라 치료목표, 치료방법, 추가적인 검사의 필요 여부를 판단하기 때문입니다. 가장 대표적으로는 세균/바이러스에 의한 대장염, 염증성 장질환, 방사선 조사 대장염, 허혈성 대장염, 베체트 장염, 약제유발성 장염 등이 있습니다.

• 자세히 설명해 드립니다.

대장염은 크게 감염성 대장염과 비감염성 대장염으로 나눌 수 있습니다.

감염성 대장염은 말 그대로 세균이나 바이러스, 원충 등에 의해 감염되어 나타나는 질환이며, 비감염성 대장염은 염증성 장질환, 방사선 조사 대장염, 허혈성 대장염, 베체트 장염, 약제유발성 장염이 있습니다.

이 중 흔하게 나타나는 대장염은 주로 감염성 대장염으로, 감염원 중 대표적인 것은 노로바이러스, 로타바이러스, 콜레라, 이질, 장티푸스, 예르시니아, 캠필로박터 균이 있고, 원충은 아메바가 흔합니다.

감염성 대장염의 가장 주된 원인은 오염된 음식과 물입니다. 감염원은 다양하더라도 증상은 일반적으로 비슷하게 나타납니다. 설사, 오심, 구토, 식욕감퇴, 복부통증 등이 나타나며, 이런 증상에 맞춰 치료를 우선적으로 하게 되고, 대증적인 치료에 반응이 없을 경우 혈액검사, 대변

검사를 통해 정확한 감염원을 알아내어 맞춤 치료를 하게 됩니다. 일반적으로는 수일 내에 증상이 완화되며, 탈수 예방이 대장염 치료의 가장 중요한 목표입니다.

　비감염성 대장염은 원인에 따라 분류하며, 염증성 장질환, 방사선 조사 대장염, 허혈성 대장염, 베체트 장염, 약제유발성 장염 등이 있습니다. 비감염성 대장염은 대부분 원인에 따라 다양한 치료를 필요로 하며, 정밀한 검사가 필요한 경우가 많습니다.

Q3. 대장내시경에서 대장흑피증이라고 하던데 그냥 두면 되나요?

> **A** 대장 흑피증은 직접적으로 몸에 해로운 질환은 아니며, 완전히 원상복귀할 수 있는 증상이기 때문에 크게 걱정하실 필요는 없습니다. 다만, 대장내시경을 하는 경우 흑피증에 의해 암의 전구병변인 '선종'이 잘 보이지 않을 수 있으므로, 약간의 주의가 필요합니다.

• 자세히 설명해 드립니다.

대장 흑피증은 대장 점막 바깥쪽의 고유층이라는 조직에 검은 색소들이 퇴적되는 형상으로 일반적으로 변비약을 오래 복용한 분들에게서 생기는 현상입니다.

대장 흑피증은 질환이 아니며 대장내시경에서 우연히 발견되는 현상이라고 할 수 있습니다. 심한 분들은 대장내시경에서 아무것도 안 보일 정도로 장벽이 까매져 있는 것을 볼 수 있는데, 원인이 되는 변비약 및 알로에 성분 복용을 중단하게 되면 수개월 내에 정상 색깔로 돌아오는 것을 볼 수 있습니다.

과거에는 흑피증과 대장암과의 연관성에 대해 많은 연구들이 시도되었지만 현재는 암과의 관련성은 없는 것으로 생각하고 있습니다.

다만 암 예방을 위한 대장내시경 검사에서 지나치게 장벽이 까맣게 보일 경우, 암의 전구 병변인 선종이 명확하게 보이지 않아 간과될 염려가 있어, 대장내시경 6개월 전에는 변비약 및 알로에 복용을 중단하는 것이 원활한 검사에 도움이 됩니다.

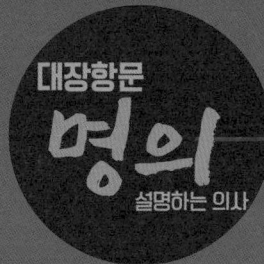

국립암센터 대장암센터 출신 5명의
대장항문외과 개원의들에게 묻는다.

VII. 변비 & 변실금

1. 변비

Q1. 제가 일주일에 변을 두 번 정도밖에 못 보는데 변비인가요? _274
Q2. 평소 변비가 있기는 있는데 복통, 출혈 같은 특별한 증상이 없어도 병원을 꼭 가야 하나요? _275
Q3. 변비가 생기는 가장 흔한 이유가 무엇인가요? _276
Q4. 채소도 많이 먹고 운동도 매일 하는데 변비가 있어요. 왜 그런 걸까요? _278
Q5. 변비가 있을 때 대장내시경을 꼭 해야 하나요? _279
Q6. 변비 치료는 어떻게 하나요? _280
Q7. 변비약 종류가 다양하던데 어떤 것이 좋은가요? 약국에서 약을 구입해서 먹어도 되나요? _282
Q8. 변비약은 오래 먹어도 되나요? 그리고 관장은 집에서 하면 안 되나요? _283
Q9. 변비치료 중 바이오피드백(생체 되먹임) 치료는 무엇인가요? _284
Q10. 변비에 좋은 음식은 무엇인가요? _285
Q11. 변비에 좋은 운동은 무엇인가요? 변비를 해소하는 마사지도 있다던데요? _286
Q12. 변비를 방치하면 합병증이 생기나요? 암도 생길 수 있나요? _287

2. 변실금

Q1. 변실금이 무엇인가요? _288
Q2. 변실금의 이유가 무엇인가요? _289
Q3. 항문 수술하면 무조건 변실금이 오나요? _290
Q4. 변실금을 진단하기 위해서는 어떤 검사를 하나요? _291
Q5. 변실금은 어떻게 치료하면 되나요? _292
Q6. 케겔 운동이 변실금에 도움이 된다고 하던데 어떻게 하면 되나요? _293

국립암센터 대장암센터 출신 대장항문외과 개원의들이 자세히 알려드립니다.

Ⅶ. 변비 & 변실금

1. 변비

Q1. 제가 일주일에 변을 두 번 정도밖에 못 보는데 변비인가요?

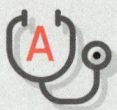 변비의 정의는 일반적으로 "로마 판정 기준"이라는 기준을 가장 널리 사용합니다.

① 1주일에 변을 2회 이하 본다.
② 대변 무게가 하루 35g 미만이다
③ 4번 중에 한 번 이상은 변 볼 때 힘이든다.
④ 4번 중에 한 번 이상은 딱딱한 변을 본다.
⑤ 4번 중에 한 번 이상은 잔변감이 있다.
앞의 다섯 가지 증상 중에 2개 이상이 3개월 이상 지속되는 경우를 비로소 '변비'라고 정의합니다.

• **자세히 설명해 드립니다.**

앞의 로마 판정 기준을 천천히 읽어보면 이해하기 어려운 문항이 없는 쉬운 개념입니다. 그리고 거의 모든 변비 환자들이 변비의 기준으로 생각하는 변의 횟수는 그렇게 중요하지 않다는 것을 알 수 있습니다. 매일 한 번씩 변을 보지 않아도 주 2회 이상만 보면 변비는 아닙니다.

횟수보다 더 중요한 기준은 변의 양과 무르기입니다. 변의 양이 적고 딱딱하여 변 볼 때 과도한 힘이 들어가는 증상이 더 중요한 기준입니다.

그리고 그런 증상이 3개월 정도 지속이 되면 변비를 의심해 봐야겠습니다. (대변 무게를 알아야 되는 2번 문항은 정확히 체크하기는 좀 힘들어 보이긴 합니다. 성인의 경우 하루 평균 100g의 대변을 본다고 알려져 있으므로 거기에 맞춰 추측해 볼 수는 있겠네요.)

Q2. 평소 변비가 있기는 있는데 복통, 출혈 같은 특별한 증상이 없어도 병원을 꼭 가야 하나요?

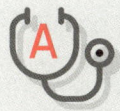 변비 자체를 하나의 질병으로 봐야 합니다. 변비가 있다고 생각되면 반드시 병원을 방문하여 원인을 찾아야 합니다.

• 자세히 설명해 드립니다.

일반적으로 변비를 단순히 변을 자주 못 보는 증상 정도로 가볍게 여기는 경향이 있습니다. 그리고 변비로 인해 생길 수 있는 복통 및 팽창감, 항문 통증, 항문출혈, 구역 및 구토 등도 변비 때문에 오는 당연한 결과로 치부해 버리기도 합니다. 하지만 변비는 그 자체로 하나의 질병으로 보는 것이 합당하며 다른 이차적인 증상이 없더라도 반드시 병원에 방문하여 원인을 알아보고 본인에게 맞는 치료를 받아야 합니다.

Q3. 변비가 생기는 가장 흔한 이유가 무엇인가요?

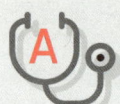 일반적으로 채소를 많이 먹지 않는 잘못된 식이습관, 신체 활동 부족 및 잘못된 배변 습관이 변비의 주된 원인입니다.

• 자세히 설명해 드립니다.

일단 잘못된 식사 습관이 가장 흔한 원인입니다.

우리가 항상 먹는 하얀 쌀밥, 그리고 모두들 좋아하는 삼겹살, 마블링이 블링블링한 한우 등은 변비 해결에 도움이 되지 않습니다. 이런 탄수화물, 단백질 위주의 음식만 먹는다면 변비가 생길 가능성이 높습니다.

왜냐면 소장을 거치면서 분해되어 영양분으로 거의 흡수되기 때문에 대장까지 도달하는 양이 적기 때문입니다.

그럼 어떤 음식들이 대장까지 꿋꿋하게 살아남아서 대변의 재료가 될까요? 바로 섬유질입니다. 그럼 섬유질은 어느 음식이 많이 포함되어 있고 하루에 얼마나 먹어야 변비가 안 걸리는지가 궁금하시겠지만 그것은 변비 치료에서 설명해 드리겠습니다.

두 번째는 운동량 부족입니다.

대장의 주 기능은 수분의 흡수입니다. 소장에서 우리 몸에 필요한 영양분들이 주로 흡수가 되고 마지막으로 수분은 대장에서 흡수됩니다. 대변이 느린 속도로 대장을 지나가면 당연히 수분이 계속 흡수가 되면서 변이 딱딱해지고 부피도 줄어듭니다. 대변의 부피가 줄어들면 대변을 보는 횟수도 줄어들고 변이 딱딱해지니까 변 볼 때도 힘이 듭니다.

이게 바로 변비입니다. 물론 대장 벽에는 자체적인 근육 층이 있어서 스스로 연동운동을 합니다. 가만히 누워만 있어도 대변이 마려운 이유이죠. 하지만 이것만으로는 부족한 경우가 많습니다. 몸을 움직여 주면서 대장의 연동운동을 도와줘야 대변이 빠르게 대장을 통과할 수 있고 자연스럽게 수분의 과도한 흡수를 막을 수 있습니다.

일을 하다 보면 변의가 있어도 화장실에 바로 가지 못하고 참아야 할 때가 있습니다. 반대로 변의가 없는데도 화장실에 들어가서 스마트 폰이나 책을 읽는 분들도 있지요. 이런 잘못된 배변 습관이 변비의 중요한 원인이 됩니다. 가능하면 우리 몸에서 오는 변의에 맞춰 변을 보는 습관을 들여야 합니다.

Q4. 채소도 많이 먹고 운동도 매일 하는데 변비가 있어요. 왜 그런 걸까요?

> **A** 섬유질 섭취 부족, 운동 부족, 잘못된 배변습관 이외에도 변비의 원인은 아주 많습니다. 빈도수는 낮지만 대장의 해부학적 이상, 대장암, 신경정신질환, 변비를 일으키는 약물 등등 다양한 원인에 대해 생각해야 합니다.

• 자세히 설명해 드립니다.

진료를 보다 보면 정말 철저하게 채소 위주의 식단을 지키고 매일 1시간 이상 유산소 운동을 하는데도 불구하고 변비가 있어서 답답하다고 하시는 환자들이 있습니다. 이런 환자의 경우 대장내시경 검사를 해 보면 대장의 주행 모양이 일반적인 경우보다 꼬여 있는 경우가 있습니다. 아무리 섬유질과 운동량이 충분해도 대변이 내려오는 대장 모양이 정상적이지 않으면 대변 통과 속도는 느려질 수밖에 없죠. 가끔은 대장 내강을 거의 막고 있는 대장암이 발견되기도 합니다.

신경정신질환으로 인해 대변을 과도하게 참으면서 변비가 발생하는 경우도 종종 있고 다른 과에서 치료를 받으면서 복용했던 여러 약제의 부작용으로 변비가 발생되어 약을 교정해 준 적도 있습니다. 이처럼 변비는 아주 다양한 원인이 존재하므로 변비가 있으면 약국을 먼저 가는 것이 아니라 병원 진료가 우선입니다.

Q5. 변비가 있을 때 대장내시경을 꼭 해야 하나요?

> **A** 변비가 있다면 반드시 대장내시경을 받아야 합니다. 대장의 해부학적 모양을 짐작할 수 있고, 대장암이나 염증성 장질환 같은 중요한 질환도 정확하게 판단할 수 있기 때문입니다.

• **자세히 설명해 드립니다.**

변비가 있을 때 식단 조절, 운동량 증가, 배변 습관 교정, 약물 치료 등을 기본적으로 하지만 동시에 대장내시경 검사를 해야 합니다. 변비의 원인은 아주 다양하므로 모든 가능성을 염두해 두어야 합니다. 대장내시경만큼 많은 정보를 주는 검사는 없습니다.

더군다나 대장암은 초기 증상이 없다가 점점 진행을 하면서 출혈, 변비, 통증 등의 증상을 일으킵니다. 정기적으로 대장내시경을 받는 경우가 아니라면 변비 치료 초기부터 대장내시경을 고려해야 합니다. 우리나라처럼 대장내시경을 빠른 시일 내에 아주 저렴한 가격으로, 수준 높은 의사에게 받을 수 있는 나라는 세계 어디에도 없습니다

Q6. 변비 치료는 어떻게 하나요?

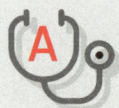 채소 위주의 식단, 적당한 유산소 운동, 의사 처방에 의한 약물 치료를 통해 대부분의 변비는 치료할 수 있습니다.

• 자세히 설명해 드립니다.

변비의 가장 흔한 원인은 잘못된 식사와 부족한 운동량이기 때문에 일단 그것부터 교정하는 것이 변비 치료의 첫 단계입니다.

우선 먹는 음식 중 섬유질의 비율을 높여야 합니다. 조금 더 자세히 말하자면 성인 기준 하루 25g의 섬유질을 먹어야 합니다. 그런데 이렇게 말하면 뭘 얼마나 먹어야 하는지 알 수 없습니다. 쉽게 말하면 채소를 많이 먹으라는 말입니다. 채소는 수분을 제외하면 섬유질이 주성분이고 거기에 각종 미네랄, 천연 색소, 약간의 단백질로 이루어져 있습니다. 물론 채소마다 섬유질의 비율이 다르지만 그걸 따지면서 먹으면 너무 피곤하겠죠? 그냥 채소는 다 좋습니다. 물론 과일도 섬유질이 풍부하지만 과일로 섬유질을 모두 보충하겠다는 생각은 좋지 않습니다. 과일은 칼로리가 높기 때문입니다.

그럼 섬유질 25g은 채소를 얼마나 먹어야 하는 건지 궁금합니다. 채소 중 섬유질이 많기로 유명한 양배추를 예로 들어 보겠습니다. 양배추 100g에는 8g 정도의 섬유질이 포함되어 있습니다. 마트에서 파는 공 모양 통양배추가 2.4kg 정도 하니까 1/8조각(300g)을 먹으면 하루 섬유질을 섭취할 수 있겠습니다. 당장 양배추 사러 마트에 갑시다!

그리고 변비의 원인 중 중요한 나머지 하나가 운동량 부족입니다. 만보계로 하루 걸음 수를 측정해 본 사람이라면 누구나 느낄 수 있습니다. 내가 너무 안 움직인다는 것을. 건강한 남성들도 종일 누워 있으면 변비는 오게 되어 있습니다. 그만큼 몸을 움직이는 건 건강한 대변 활동과 직접적인 관련이 있습니다. 그럼 얼마나 움직이면 될까? 아쉽게도 이 부분은 널리 통용되는 권고안이 마련되어 있지는 않습니다. 하지만 제가 임상에서 진료를 보면서 환자들의 피드백을 받아본 결과 하루에 5천보 이상은 걸어야 건강한 대변 활동에 도움이 되는 것 같습니다. (이건 의사마다 의견이 다르니 참고만 하세요.)

앞과 같이 올바른 식습관 및 운동량을 충족한 후에도 변비가 지속된다면 약물치료를 해볼 수 있습니다. 약물은 대장의 수분 흡수 능력을 방해하여 대변을 무르게 해주는 약물과 대장의 운동성을 촉진시키는 약, 섬유질을 채워 주는 식이섬유. 그리고 장내 세균을 좋은 쪽으로 치환시켜주는 유산균 제재 등을 가장 많이 처방합니다. 일단 변비약은 세 달 정도의 중장기 복용은 해롭지 않고 오히려 필요합니다. 하지만 연 단위의 장기 복용은 장의 운동성 및 수분 흡수 능력을 저하하여 오히려 해로울 수 있습니다. 몇 개월 정도 복용 후 변비의 개선이 없을 시 더욱 정확한 원인을 찾기 위해 전문의 상담 및 대장내시경을 받아볼 필요가 있습니다.

Q7. 변비약 종류가 다양하던데 어떤 것이 좋은가요? 약국에서 약을 구입해서 먹어도 되나요?

> **A** 환자의 상태에 따라 적절한 변비약이 다릅니다. 그러므로 약국에서 임의로 약을 복용하는 것보다는 최대한 의사 처방을 받는 것이 안전합니다.

• **자세히 설명해 드립니다.**

변비 치료에 사용되는 약물은 크게 팽창성 하제, 삼투압성 하제, 자극성 하제 이렇게 세 가지로 나눕니다.

팽창성 하제는 대장 안에서 수분과 만나 대변의 부피를 증가시키는 원리로 작용하고 비교적 안전하게 사용할 수 있습니다. 차전자피, 실콘, 무타실, 아기오 등의 약이 대표적입니다.

삼투압성 하제는 대장 안에서 삼투압을 이용하여 체내 수분을 끌어들여 대변에 수분을 공급하는 방식으로 작용하고 듀파락 시럽, 마그네슘 제제, 마이락스 등이 있습니다. 체내 수분을 이용하므로 신부전이 있는 환자나 소아에서는 주의해서 사용해야 합니다.

마지막으로 자극성 하제가 있는데 이 약물들은 장점막의 신경을 자극하여 대장의 운동을 촉진합니다. 만성 변비 환자에서 대변의 횟수를 늘릴 수 있지만 탈수를 유발할 가능성이 있어 신장이나 심장이 좋지 않은 환자에서는 주의해야 합니다. 그리고 장기간 사용시 대장 무력증이 올 수 있습니다. 둘코락스, 센나, 비사코딜, 아락실 등이 대표적인 약입니다.

 어떤 약물이 환자에게 좋을지는 진료 후에 의사의 판단 후 결정이 됩니다. 환자 자신이 알기는 힘든 일입니다. 그러므로 반드시 의사 처방을 받아 변비약을 복용하는 것을 추천합니다.

Q8. 변비약은 오래 먹어도 되나요? 그리고 관장은 집에서 하면 안 되나요?

> **A** 3~6개월 이내의 단기 복용은 크게 문제 되지 않습니다. 관장이 환자에게 도움이 될지 오히려 해가 될지는 진료를 봐야 알 수 있습니다. 그러므로 반드시 병원 진료 후 관장할 것을 권유합니다.

• **자세히 설명해 드립니다.**

 일단 변비약은 몇 달 정도의 단기 복용은 해롭지 않고 오히려 필요합니다. 하지만 연 단위의 중장기 복용은 장의 운동성 및 수분 흡수 능력을 저하하여 오히려 해로울 수 있습니다. 몇 개월 정도 복용 후 변비의 개선이 없을시 더욱 정확한 원인을 찾기 위해 추가적인 전문의 상담 및 검사가 필요합니다.

 모든 변비 환자에게 관장이 도움이 되는 것은 아닙니다. 때로는 오히려 해가 되기도 합니다. 변비의 원인이 무엇인지를 정확하게 파악하는 것이 먼저입니다. 변비 환자 중에는 딱딱하게 굳은 고형변이 직장 말단을 꽉 막고 있어 대변이 나오지 않는 경우도 있는데 이럴 경우 일반적인 변비약 및 관장은 오히려 환자를 위험하게 할 수 있습니다.

관장의 종류 및 약물 선택은 환자 스스로 적절하게 판단하기는 쉽지 않습니다

Q9. 변비치료 중 바이오피드백(생체 되먹임) 치료는 무엇인가요?

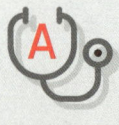 바이오 피드백은 항문에 시행하는 물리 치료 정도로 생각하시면 쉽습니다. 70% 정도의 환자에서 도움이 된다고 알려져 있습니다.

• 자세히 설명해 드립니다.

바이오피드백은 항문에 시행하는 물리치료 정도로 생각하시면 쉽습니다.

항문에 압력 센서를 삽입하고 항문 수축과 이완을 반복하여 실시간으로 적절한 괄약근 운동에 대한 자극 및 학습을 할 수 있는 치료법입니다.

12~20회가량을 한 주기로 하여 시행합니다. 요즘에는 항문에 압력 센서를 직접 삽입하지 않는 방식도 도입되어 환자들이 더욱 편하게 이용하실 수도 있습니다. 이 바이오피드백은 변비뿐 아니라 변실금, 항문 거근증 같은 항문 기능 관련 장애에 널리 쓰입니다.

70%의 환자에서 효과가 있다고 알려져 있으므로 초기 치료로 시도해 보기 좋은 치료입니다.

Q10. 변비에 좋은 음식은 무엇인가요?

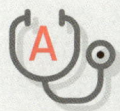 섬유질이 풍부한 음식(채소류, 키위나 바나나 같은 일부 과일류), 물, 유산균 등은 변비 예방 및 치료에 매우 효과적입니다.

• 자세히 설명해 드립니다.

섬유질은 변비 치료에 가장 핵심이 되는 요소입니다. 섬유질은 모든 채소에 풍부하게 포함되어 있으므로 섬유질을 먹으라는 말은 곧 채소를 많이 먹으라는 말과 같습니다.

채소마다 섬유질의 함량이 다르긴 하지만 일단 채소류는 변비에 좋다고 보시면 틀리지 않습니다. 과일도 섬유질이 포함되어 있긴 하지만 과일마다 섬유질 함량이 다르고 일부 과일은 과당이 많아 혈당을 높일 수 있어 과일을 통해 섬유질을 보충하겠다는 생각은 좋지 않습니다. 키위나 바나나 등이 섬유질이 높다고 알려져 있습니다.

그리고 평소에 물을 자주 마시는 습관 또한 중요합니다. 변이 딱딱해지지 않게 해 주기 때문입니다. 유산균도 좋은 장내 세균을 보충한다는 의미로 효과는 있지만 섬유질과 같이 섭취했을 때 더욱 효과가 좋습니다.

최근 체중 조절을 위해 식이조절을 하는 것은 모든 국민들이 한다고 해도 과언이 아닌데요. 식사량을 줄이는 것을 식이조절이라고 착각해서는 안 됩니다. 식사량이 줄어들면 그게 바로 변비의 지름길입니다. 먹는 양은 그대로 유지하되 칼로리를 줄이고 섬유질을 높일 수 있는 식단으로 음식의 종류를 바꾸는 것이 올바른 식이조절입니다.

Q11. 변비에 좋은 운동은 무엇인가요? 변비를 해소하는 마사지도 있다던데요?

> **A** 몸을 움직이는 유산소 운동이 좋습니다. 몸이 움직여야 장의 움직임이 활발해지면서 정체되었던 변이 항문 쪽으로 이동할 수 있습니다. 대장에서 변의 경로는 오른쪽 아랫배에서 시작하여 배꼽을 중심으로 왼쪽 아랫배까지 이동하므로 그 방향으로 마사지를 부드럽게 해 주면 변비 해소에 조금 도움이 될 수 있습니다.

• 자세히 설명해 드립니다.

변비는 대변이 대장 안에 오래 머물러 있는 병입니다. 대장은 자체적인 연동 운동을 하면서 변을 항문 쪽으로 밀어내긴 하지만 이것만으로는 부족합니다. 몸의 움직임을 통해 대장의 운동을 도와주고 대변의 빠른 통과를 유도해야 합니다. 당연히 가만히 앉아서 하는 근력운동은 큰 도움이 되질 않습니다. 걷거나 뛰는 유산소 운동이 변비에 도움이 되겠습니다.

어느 정도의 운동을 해야 할까요? 이것에 대한 의학적인 기준이 있지는 않지만 임상에서 진료를 보면서 환자들의 피드백을 받아보면 적어도 하루에 5천 걸음 정도 이상은 되어야 변비에 도움이 되는 것 같습니다.

대장에서 변이 지나가는 경로는 오른쪽 아랫배에서 오른쪽 윗배 그리고 왼쪽 윗배, 왼쪽 아랫배 쪽으로 돌아서 이동합니다. 이 방향대로 마사지를 부드럽게 해 준다면 변비치료에 조금이나마 도움이 될 수 있고 따뜻한 반신욕을 동시에 하면 더 좋습니다.

Q12. 변비를 방치하면 합병증이 생기나요? 암도 생길 수 있나요?

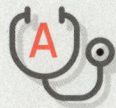 변비와 관련된 합병증은 우선 치핵, 치열과 같은 항문질환이 가장 흔하고 대장암도 변비와 관련이 있다고 알려져 있습니다.

• 자세히 설명해 드립니다.

일단 변비가 오래되면 변이 굵고 딱딱해지면서 항문에 상처가 날 수 있고 이것을 치열이라고 합니다.

항문출혈의 가장 흔한 원인이기도 합니다. 그리고 치핵 또한 변비가 있을 때 더욱 심해지는데 그 이유는 당연히 변을 볼 때 과도한 힘이 들어가고 변기에 앉아 있는 시간도 길어지기 때문입니다.

항문 질환 이외에도 대장암 또한 변비로 인해 발생률이 올라간다는 보고가 있습니다. 대변이 대장의 점막과 만나는 시간이 길어질수록 장 점막의 염증이 심해지고 결국은 이것이 대장암의 발생 확률을 높입니다.

변비는 단순히 변을 힘들게 보는 질병이 아니라 이차적으로 심각한 질병과 연관이 있으므로 반드시 개선이 필요합니다.

국립암센터 대장암센터 출신 대장항문외과 개원의들이 자세히 알려드립니다.

Ⅶ. 변비 & 변실금

2. 변실금

Q1. 변실금이 무엇인가요?

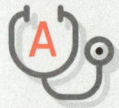
변실금이란 자신의 의지와 상관없이 변이 새어 나오거나, 대변이 마려운 상황에서 변을 참기 힘든 병입니다.

● 자세히 설명해 드립니다.

변실금은 쉽게 말해서 내가 원하지 않을 때 변이 새어 나오는 병을 말합니다.

그런데 변이 새어 나오는 상황이 두 가지입니다. 하나는 '변이 마렵지 않고 일상생활을 하는데 어느새 속옷에 변이 묻어 있더라.'이고 또 하나는 '변이 마려운 상황이어서 참을려고 힘을 줬는데도 못 참고 나와 버리더라.'하는 상황이죠. 두 가지 모두 변실금입니다. 항문 괄약근은 우리가 신경을 쓰지 않아도 늘 어느 정도 압력을 유지하고 있고 변을 특별히 더 참아야 할 때는 우리가 일부러 더 힘을 줘서 압력을 높일 수도 있죠. 이 두 가지 능력 중 하나라도 이상이 있다면 변실금으로 발전될 수 있습니다.

Q2. 변실금의 이유가 무엇인가요?

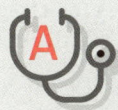 가장 큰 이유는 인구의 노령화 및 과민성 대장 증후군의 증가, 항문 수술, 그리고 자연 분만 시 회음절개 등입니다.

• 자세히 설명해 드립니다.

우리 몸의 모든 근육이 그러하듯 항문 괄약근도 노화에 따라 힘이 약해집니다. 30대쯤에 피크를 보이고 그 이후로는 계속 약해집니다. 평균 수명이 늘어나면 당연히 항문 괄약근이 약해진 노인성 변실금 환자는 많아집니다.

최근에는 과민성 대장 증후군이 아주 흔한 질병으로 대두되고 있는데 가장 대표적인 증상이 설사입니다. 설사는 고형변보다 당연히 변실금에 취약하므로 이와 관련된 변실금 비율도 올라가고 있습니다. 그 외 직장암, 치루 수술 그리고 당뇨로 인한 골반저 신경 이상 등이 변실금 증가의 원인입니다.

항문 수술시 괄약근의 절개가 있었다면 변실금의 원인이 될 수 있습니다. 특히 치루 수술은 어느 정도의 괄약근 손상은 불가피한 경우가 많습니다.

과거 질식 분만 시 회음 절개를 하면서 괄약근의 손상이 빈번했지만 최근에는 분만율 자체가 줄어들고 분만 방식 중 제왕절개 비율이 높아져 이와 관련된 여성 변실금은 줄어들고 있습니다.

Q3. 항문 수술하면 무조건 변실금이 오나요?

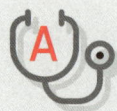 수술에 따라 위험도가 다르긴 하지만 어떤 종류의 항문 수술이라도 괄약근의 절개가 있었다면 변실금의 위험이 있습니다.

• 자세히 설명해 드립니다.

수술에 따라 위험도가 다릅니다. 우리가 흔히 치질이라고 부르는 치핵은 수술 시 항문 괄약근을 거의 손상시키지 않습니다. 따라서 치핵 수술 뒤에는 변실금의 위험도 올라가지 않는 경우가 대부분이지요.

치열도 치열만 제거하고 봉합하면 변실금의 위험은 없습니다. 하지만 치핵이나 치열의 치료에서 기본적인 술식 이외에 항문의 압력이 너무 강하다고 판단될 때는 괄약근의 일부를 절개하기도 하는데 이럴 때는 변실금의 위험이 높아질 수 있습니다

한편 치루 수술 후에는 변실금의 위험이 더욱 올라갑니다. 치루는 괄약근 사이로 샛길이 나는 병입니다. 그 샛길을 치료하려면 당연히 괄약근을 어떤 식으로든 손상시킬 수밖에 없고 그 결과 변실금의 위험도 올라갑니다. 치루치료 시 괄약근을 광범위하게 포함하여 수술을 하면 완치율을 높일 수 있지만 변실금 같은 후유증의 위험도는 올라갑니다. 물론 그 반대의 경우도 생각할 수 있습니다.

완치율과 후유증, 어느 것에 더욱 중점을 두느냐는 치루를 치료하는 항문외과 의사들의 영원한 딜레마입니다.

Q4. 변실금을 진단하기 위해서는 어떤 검사를 하나요?

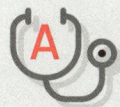 병력 청취, 이학적 검사, 항문 초음파 및 각종 생리학적 검사를 합니다.

• 자세히 설명해 드립니다.

일단 병력을 듣는 것이 기본입니다. 환자의 증상을 최대한 자세히 파악하면 환자의 대략적인 변실금의 상태도 알 수 있고 원인도 추측이 가능합니다.

그리고 이학적 검사를 하는데 이 용어가 생소하실 수 있습니다. 의사의 손과 눈으로 하는 검사를 말합니다. 눈으로 항문 주위 및 안쪽까지 살피고 손으로 괄약근의 세기도 측정하고 동시에 항문 동반 질환도 파악합니다.

여기까지 진행하고 추정 진단을 내립니다. 초음파 검사, 항문 내압검사, 배변 조영술, 괄약근 근전도 검사 등을 통해 확진을 내립니다.

어려운 용어가 많아서 아주 자세히 설명을 하지 않았지만 변실금의 정확한 진단은 생각보다 시간이 많이 걸리는 작업입니다.

Q5. 변실금은 어떻게 치료하면 되나요?

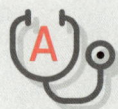 바이오피드백(생체 되먹임) 치료를 먼저 시도하고 약물치료도 시도합니다.

• 자세히 설명해 드립니다.

바이오피드백(생체 되먹임) 치료란 수술은 아니고 물리치료 정도로 생각하시면 쉽습니다. 항문에 압력 센서를 삽입하고 항문 수축과 이완을 반복하면서 항문에 적절한 자극을 주는 방식입니다. 12~20회가량을 한 주기로 하여 시행합니다.

요즘에는 항문에 압력 센서를 직접 삽입하지 않는 방식도 도입되어 환자들이 더욱 편하게 이용하실 수도 있습니다. 생체 되먹임 치료를 한다고 100% 모두 효과를 보지는 못합니다. 70% 정도의 환자에서 효과가 있다고 알려져 있습니다.

변실금은 무른 변이나 설사일 때 더 심한 양상으로 나타나므로 설사 관련 약물을 병행하는 경우가 많습니다.

여러 가지 치료를 모두 시도했지만 결국 치료가 되지 않을 수 있습니다. 기본적으로 변실금의 가장 큰 원인이 노화이기 때문입니다. 젊을 때부터 시작한 음주, 흡연 등의 습관은 변실금을 더욱 잘 유발하므로 주의가 필요합니다.

Q6. 케겔 운동이 변실금에 도움이 된다고 하던데 어떻게 하면 되나요?

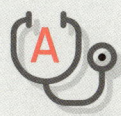 정확한 케겔 운동은 변실금에 도움이 됩니다.

• 자세히 설명해 드립니다.

케겔 운동이란 골반저 근육을 단련하는 운동을 말합니다. 하지만 어떤 곳에 힘을 줘야 골반저 근육이 단련되는지부터 알아야 합니다.

먼저 소변을 보는 중간에 소변을 참아봅니다. 그러면 힘이 들어가는 근육이 있는데 그 근육이 골반저 근육입니다. 그 느낌을 찾았다면 하루에 어느 때, 어떤 자세에서든 3초 정도 조이고 3초를 쉬는 것을 10번 반복하고 이 싸이클을 하루 3번 합니다.

자세는 본인이 편한 대로 하면 됩니다. 앉아서 해도 되고 무릎을 세우고 누워서 골반을 들어 올리면서 해도 됩니다.

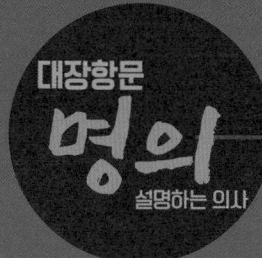

국립암센터 대장암센터 출신 5명의
대장항문외과 개원의들에게 묻는다.

VIII. 외과

1. 지방종과 피지낭종

- Q1. 몸에 혹이 났어요. 이게 뭘까요? 왜 생기나요? _296
- Q2. 지방종인 줄 알았는데 피지낭종이래요. 뭐가 다른 건가요? _298
- Q3. 피지낭종 고름을 집에서 짜도 되나요? _299
- Q4. 지방종과 피지낭종은 약으로 치료할 수는 없나요? 증상이 없어도 수술해야 하나요? _300
- Q5. 혹을 제거하고 조직검사는 왜 하나요? 조직검사를 해야 될 정도면 큰 병원을 가야 하는 건 아닌가요? _301
- Q6. 재발을 예방하기 위한 방법은 무엇인가요? 혹시 그대로 두면 암이 되기도 하나요? _302

2. 외과적 봉합술

- Q1. 상처를 봉합할 때 많이 아픈가요? _304
- Q2. 상처 봉합 후 실은 언제 제거하나요? 실 제거할 때 아픈가요? _305
- Q3. 상처 봉합 후 조심해야 할 것은 무엇인가요? 샤워는 언제부터 가능한가요? _306
- Q4. 상처가 심해 지연봉합을 한다고 하는데 지연봉합이 무엇인가요? 당장 봉합하지 않으면 감염이 생기는건 아닌가요? _308
- Q5. 상처 봉합 후 합병증이 생기면 어떤 증상이 생기고 어떻게 치료하나요? _309

국립암센터 대장암센터 출신 대장항문외과 개원의들이 자세히 알려드립니다.

Ⅷ. 외과

1. 지방종과 피지낭종

Q1. 몸에 혹이 났어요. 이게 뭘까요? 왜 생기나요?

> **A** 우리 몸에 발생하는 혹이 피부에서 만져지는 경우, 종류는 매우 다양하지만, 대부분의 경우 양성 종양입니다. 양성 종양은 암세포가 발생하는 것과 다르게 일부 세포의 과도한 성장으로 인해 생깁니다.

● **자세히 설명해 드립니다.**

우리 몸에 발생하는 혹의 종류는 매우 다양합니다. 가장 흔하게는 피지낭종을 꼽을 수 있고, 지방종, 혈관종, 섬유종 등이 있으며, 좀 더 깊은 몸속에서는 근육, 신경, 뼈 등에서도 혹이 자라납니다.

그중 가장 흔한 두 가지를 꼽으라면 역시 피지낭종과 지방종이 있습니다. 이 둘은 모두 양성 종양으로 암으로 변하거나 생명에 위협이 되지는 않습니다. 다만 외관상 보기가 좋지 않고, 일상생활에 불편을 주는 증상이 생길 수 있기 때문에 제거를 해 주는 것이 좋습니다.

대부분의 혹들, 즉 양성 종양의 경우 발생하는 기전은 알려져 있지만 정확한 원인은 밝혀져 있지 않습니다. 다만 지방종은 일부의 경우 가족성 지방종증처럼 유전적인 영향도 있는 경우도 있으며, 흔히 외상 이후 지방종이 발생하는 경우도 보고되나, 명확하게 관련성이 입증되지는 않았습니다.

피지낭종의 경우에는 소아보다는 성인에서 잘 발생한다는 점을 미루어봤을 때 노화와 어느 정도 연관이 있지 않을까 추측하고 있습니다.

Q2. 지방종인 줄 알았는데 피지낭종이래요. 뭐가 다른 건가요?

> **A.** 지방종과 피지낭종은 일반적으로 겉에서 만져지는 모양과 유동성, 크기, 발생 위치가 유사합니다. 하지만 내부적으로는 완전히 다른 종양이며, 눈에 띄는 차이점은 피지낭종의 경우 피부에 검은 점처럼 심지가 보인다는 것입니다.

• 자세히 설명해 드립니다.

지방종과 피지낭종은 겉에서 봤을 때, 만져지는 느낌은 비슷하지만 증상과 발생 원인이 다릅니다.

피지낭종은 피부속의 피지선이 어떠한 원인에 의해서 막히게 되면 막힌 공간 안이 주머니처럼 공간을 형성하면서 주머니 안에 피지가 쌓이면서 점점 커지는 특징을 갖는 양성 종양입니다. 자세히 보면 마치 블랙헤드와 같이 까만 입구가 보이며, 외부에서 압박을 가해 짜내게 되면 악취가 나는 피지들이 배출됩니다.

지방종은 피부 밑의 지방조직 중 일부 지방세포들이 과도하게 활성화되면서 지방이 다량 축적되어 혹처럼 변하게 되는 양성 종양입니다. 통증이 없이 둥근 모양이며 크기는 조금씩 자라서 2~3cm 정도 되면 만져지면서 자각하게 됩니다.

Q3. 피지낭종 고름을 집에서 짜도 되나요?

A 염증이 없는 피지만 쌓인 상태의 피지낭종의 경우, 짜내게 되면 안의 피지들이 통증 없이 배출될 수 있습니다. 하지만 피지낭종을 유발하는 핵심인 피지낭이 제거되지 않았기 때문에 바로 재발하게 됩니다. 또한 집에서 짜게 되면 감염으로 인한 염증의 발생이 높습니다.

• 자세히 설명해 드립니다.

피지낭종은 기본적으로는 염증이 없는 상태에서 주머니 안에 피지가 가득 차 있는 형태입니다.

따라서 통증이 없는 상태에서는 짜낼 경우 피지가 배출되고, 안쪽에 쌓여 있는 피지가 배출되면서 일시적으로 크기가 줄어들 수 있습니다. 하지만 이는 근본적인 해결이 될 수 없으며, 시간이 지나면 주머니 안쪽에 다시 피지가 쌓이면서 원래의 크기로 돌아오게 됩니다.

피지낭종을 확실히 제거하기 위해서는 주머니의 제거가 필수적입니다. 또한 쌓여 있는 피지에 균이 자라나게 되면 감염이 생기면서 통증과 고름생성을 유발하게 됩니다. 이 경우 고름이 배농되어야 염증을 조절할 수 있는데, 위생적인 환경에서 전문가가 배농하는 것이 안전합니다.

피하낭종에 염증이 생겼을 경우에는 병원 진료가 필요합니다.

Q4. 지방종과 피지낭종은 약으로 치료할 수는 없나요? 증상이 없어도 수술해야 하나요?

> **A** 양성 종양의 경우 모든 경우에 치료가 필요하지 않지만, 치료를 해야 한다면 수술적 제거가 가장 효과적이며 유일한 치료입니다. 이미 물리적으로 자라난 세포 혹은 피지덩어리를 약으로 제거할 수 없기 때문입니다. 또한 두 질환 모두 점점 크기가 더 커지는 경향을 가지므로, 발견됐을 때 제거하는 것이 수술의 범위를 최대한 줄일 수 있는 방법입니다.

• 자세히 설명해 드립니다.

두 질환 모두 가벼운 질환이기는 하지만 양성 종양이기 때문에 약물로는 치료가 어렵습니다.

물론 감염된 피지낭종 같은 경우에는 주변 조직의 염증을 억제하기 위해서 항생제와 소염제 사용을 시도할 수 있지만, 원인이 되는 피지낭종이 제거되어야 효과적으로 치료가 가능합니다.

일반적으로 감염이 없는 상태에서 지방종과 피지낭종은 모두 증상이 없거나 심하지 않은데, 크기는 점점 자라나는 경향을 보입니다. 크기가 너무 커진 상태에서는 수술 시 절개창이 너무 커져 미용적으로도 좋지 않고 감염이 생길 위험이 있으며 수술 난이도와 회복기간이 길어지기 때문에 혹을 자각하게 되면 초기에 수술적으로 제거하는 것이 좋습니다.

Q5. 혹을 제거하고 조직검사는 왜 하나요? 조직검사를 해야 될 정도면 큰 병원을 가야 하는 건 아닌가요?

> **A** 최종적인 진단을 위해서입니다. 의학적으로 우리 몸의 모든 종양은 양성이든 악성이든 현미경을 통해 세포 수준의 진단을 통해서만 정확한 종류를 알 수 있습니다. 조직검사는 몸에서 떼어낸 모든 조직에서 시행할 수 있기 때문에 조직검사를 해야 하는 것만으로 상급 병원의 진료가 필요한 것은 아닙니다.

• 자세히 설명해 드립니다.

우리 몸의 양성 종양은 매우 종류가 많습니다. 눈으로 보기에는 다 비슷비슷해 보여도 현미경으로 세포구성을 살펴보면 수많은 종류가 있고, 어떤 혹이냐에 따라 추가적인 치료가 달라질 수 있기 때문에, 혹을 제거하고 난 후 조직검사를 통해 최종 진단을 내는 과정은 필수적이라고 할 수 있습니다.

또한 양성 종양 중에도 드물게 악성으로 진행되는 종류의 혹이 있고, 지방종의 경우 크기가 클 경우 악성 종양인 지방육종과의 육안적 감별이 어려울 수 있으므로, 안전한 치료를 위해서는 꼭 조직검사를 시행해야 합니다.

또한 흔히 암을 떼어내면 조직검사를 한다고 알고들 계시기 때문에 조직검사를 한다는 의미를 암 검사를 한다고 생각하실 수 있지만, 실제로 조직검사는 몸에서 떼어낸 모든 조직에서 시행할 수 있습니다.

대장에서 작은 용종을 떼어낸 다음에 시행하는 것도 조직검사이지요. 조직검사를 통해 더 큰 병인지 아닌지 알 수 있는 것이지, 조직검사를 시행한다는 것이 큰 병이라는 의미는 아닙니다.

Q6. 재발을 예방하기 위한 방법은 무엇인가요? 혹시 그대로 두면 암이 되기도 하나요?

> **A** 수술적 치료를 할 때 단순히 내용물만을 제거하는 것이 아닌, 혹의 캡슐이라고 불리는 원천적인 조직을 제거해야만 재발을 막을 수 있습니다. 대부분의 양성 종양은 암으로 발전하지 않습니다. 양성 종양과 악성 종양은 시작되는 기전 자체가 다르다고 생각하시면 됩니다.

• **자세히 설명해 드립니다.**

지방종과 피지낭종의 가장 큰 특징은 막과 같은 주머니에 쌓여 있는 것입니다. 지방종과 피지낭종 수술은 이 주머니를 제거하는 것이 핵심이며, 단순히 내용물만 제거할 경우 재발이 흔하게 일어납니다.

따라서 의사는 수술시에 주머니를 확실하게 제거함으로써 재발을 예방할 수 있습니다.

하지만 지방종과 피지낭종 모두 수술로 성공적으로 제거해서 같은 부위에서 재발을 안 하더라도, 다른 부위에서 또다시 생기는 경우가 많습니다. 이러한 경우에는 특별히 예방할 수 있는 방법은 없습니다.

지방종의 경우는 이름이 비슷한 악성 지방종(지방육종)이 있지만, 이는 지방종이 지방육종으로 진행된 경우는 거의 없고, 악성 지방종은 양성 지방종과 무관하게 발생하는 경우가 흔합니다. 피지낭종의 경우, 아주 드물게 주머니를 이루는 표피층에서 편평세포암으로 발전하는 경우가 보고된 적이 있지만, 실제로는 매우 드문 경우라 일반적으로는 암이 되지 않는 걸로 여겨집니다.

국립암센터 대장암센터 출신 대장항문외과 개원의들이 자세히 알려드립니다.

Ⅷ. 외과

2. 외과적 봉합술

Q1. 상처를 봉합할 때 많이 아픈가요?

> **A** 상처를 봉합하기 위해서 마취제를 상처 주위에 주사하여 통증 없이 봉합할 수 있습니다. 성공적으로 마취가 될 경우 통증은 전혀 없이 만져지는 느낌만을 받을 수 있습니다. 다만 마취 주사 자체가 연부조직에 주사하기 때문에 통증이 있고, 염증이 심한 경우에는 마취효과가 떨어질 수 있습니다.

• 자세히 설명해 드립니다.

일반적으로 상처를 봉합할 때는 국소마취를 하게 되며, 국소마취가 성공적으로 이루어진 이후에는 통증이 느껴지지 않습니다.

국소마취란 주사를 이용해 피부 및 연부조직에 마취약을 직접 주입하는 것을 이야기합니다. 국소마취약은 비교적 안전하지만 매우 드물게 중추 신경계 독성으로 인해 저혈압, 어지러움, 의식 저하 등의 부작용이 있을 수 있습니다. 국소마취를 할 경우 아무것도 못 느끼는 정도는 아니며, 통증을 매우 경감시켜, 단순히 만지는 느낌 정도로 느껴지게 합니다.

또한 염증이 심한 조직 같은 경우에는 통증에 매우 민감해지기 때문에 국소마취가 잘 안 되는 경향이 생기게 됩니다.

Q2. 상처 봉합 후 실은 언제 제거하나요? 실 제거할 때 아픈가요?

> **A** 봉합한 부위에 따라 제거하는 시점이 다릅니다. 일반적으로 두꺼운 피부일수록 늦게 제거하며 제거 시점은 2~21일 정도이며, 일반적으로 흡수봉합사가 아닌 이상 한 달 이상 실을 갖고 있는 것은 좋지 않습니다. 정상적으로 회복된 상처에서 실을 제거하는 것은 통증을 일으키지 않습니다.

• 자세히 설명해 드립니다.

봉합사는 부위에 따라 제거하는 시점이 다릅니다. 봉합사를 오래 가지고 있을수록 상처가 벌어질 확률은 낮아지지만, 봉합사가 새로운 감염원이 될 수 있고, 상처가 남는 등의 부작용이 생길 수 있어 적절한 시기에 의사의 판단 아래 제거하는 것이 좋습니다.

일반적으로 얇은 피부일수록 봉합사는 일찍 제거하고 두꺼운 피부 부위일수록 늦게 제거합니다. 피부가 아주 얇은 눈꺼풀은 2~3일, 얼굴/목은 3~5일, 앞가슴/몸통 부위는 7~14일, 팔다리는 10~21일, 관절 부위는 14일째에 제거합니다.

봉합사를 제거할 때 통증은 부위, 염증의 정도에 따라 다릅니다.
일반적으로 정상적으로 회복된 조직에서 봉합사를 제거할 때는 별다른 통증이 없습니다. 다만 실을 오래 갖고 있어 실이 살 속으로 파고든 경우, 아주 통증에 예민한 얇은 피부의 경우에는 약간의 통증을 느낄 수도 있습니다.

Q3. 상처 봉합 후 조심해야 할 것은 무엇인가요? 샤워는 언제부터 가능한가요?

A 무엇보다 상처의 감염을 조심해야 합니다. 봉합을 하더라도 실제로는 상처 사이에 틈이 있기 때문에 세균이 침투할 수 있어 소독과 위생관리를 해 주어야 하며, 음주, 흡연 등 상처의 회복을 지연시키는 행위를 삼가야 합니다. 샤워는 상처의 틈새로 물이 들어가지 않을만큼 회복된 다음에 하는 것이 좋으므로, 일반적으로는 실밥 제거 후 1주일 정도 후에 하는 것이 좋으며, 상처 상태에 따라 의료진의 권고에 따르는 것이 가장 안전합니다.

• **자세히 설명해 드립니다.**

상처 봉합은 간단하게 보면 찢어진 두 피부 부위를 봉합사를 통해 물리적으로 맞닿게 해 놓은 것입니다. 맞닿은 두 피부 부위는 일련의 과정을 통해 본드로 붙이는 것처럼 붙은 다음 서서히 붙어 있는 강도가 강해지면서 회복이 되고, 최종적으로 피부가 붙어서 아물게 됩니다.

이때 주의해야 할 점은 처음 봉합했을 때 상처는 눈으로 보기에는 닫혀 있지만 실제로는 틈이 있기 때문에 이 틈을 통해 감염이 생길 수 있다는 것입니다.

따라서 소독을 자주 실시해 주고, 더러운 이물질이 들어가지 않도록 주의해야 합니다. 또한 실의 인장강도 이상의 힘이 가해지면 상처는 벌어질 수 있으므로, 상처부위에 과도한 힘이 들어가지 않도록 해야 합니다.

또한 음주나 흡연은 상처가 회복되는 것을 지연시킬 수 있어 삼가는 게 좋습니다.

샤워. 특히 목욕을 오래 하면 상처의 틈 사이로 물이 들어가 좋지 않은 영향을 미치기 때문에 일반적으로는 실밥 제거 후 상처가 건조하고 깨끗할 경우에 1주일 이후에 하는 것이 좋습니다. 2주 정도 후엔 목욕, 한 달 후엔 공중목욕탕을 가셔도 됩니다.

하지만 구체적인 상처 부위의 상태에 따라 의료진의 권고에 따르는 것이 가장 안전합니다.

Q4. 상처가 심해 지연봉합을 한다고 하는데 지연봉합이 무엇인가요? 당장 봉합하지 않으면 감염이 생기는건 아닌가요?

> **A** 우리 몸의 상처는 감염이 있을 경우 쉽게 아물지 않고 염증이 생기기 때문에, 상처가 열려 있더라도 감염과 염증을 먼저 제거하고 이후에 봉합하는 것을 지연봉합이라고 합니다.

• 자세히 설명해 드립니다.

지연봉합이란 상처의 오염도와 염증이 심해서 배농의 필요성이 있을 때 상처를 봉합하지 않은 상태로 놔두었다가, 오염이 없어지고 염증이 가라앉으면 봉합을 하는 것을 이야기합니다.

상처의 오염도가 심하고 염증이 있는 경우엔 봉합을 하더라도 상처 안쪽에서 염증이 다시 심해지면서 상처가 다시 벌어지는 일이 생길 수 있습니다.

따라서 이런 경우에는 상처를 열어둔 상태에서 충분한 시간을 줌으로써, 남아있는 염증과 오염이 자연스럽게 빠져나가면서 깨끗한 상처가 되기를 기다려 봉합하는 것이 좋습니다.

흔히 상처가 열려 있으면 감염이 더 생길 수 있다고 생각할 수 있지만, 실제로 상처가 생기고 피부 아래의 연부조직이 노출된 이상, 감염이 되어 염증이 생기더라도 바깥쪽으로 염증조직과 고름이 배출되기 때문에 염증이 안쪽으로 더 파고들지 못합니다.

오히려 피부층이 닫히면 피부가 염증을 고이게 만드는 댐의 역할을 해서 염증이 안쪽으로 더 파고들게 하기 때문에 이미 감염과 염증이 있는 경우에는 피부를 열어두는 것이 더 안전합니다.

Q5. 상처 봉합 후 합병증이 생기면 어떤 증상이 생기고 어떻게 치료하나요?

A 상처 봉합 후에 발생할 수 있는 가장 흔한 합병증은 감염과 염증입니다. 일반적으로 상처는 염증이 없는 한 큰 통증을 일으키지 않지만, 염증이 생기면 통증과 발적이 생깁니다. 이런 경우 봉합사를 제거하고 상처를 다시 열어두는 것이 가장 효과적인 치료가 될 수 있습니다.

• 자세히 설명해 드립니다.

앞에서 설명드린 모든 상처 관리의 목적은 바로 감염을 피하고 염증이 생기지 않게 하는 것입니다. 일반적으로 가장 흔한 상처 봉합 후 합병은 감염과 이로 인한 염증의 심화이기 때문입니다.

상처에 감염이 생기고 염증이 생기게 되면 상처 부위의 발적, 통증이 가장 대표적인 증상이고, 심한 경우 열감, 농양 등의 증상이 생길 수 있습니다.

이런 경우 의사의 판단하에 항생제를 복용하고, 봉합사를 제거함으로써 다시 상처를 벌려둔 상태로 소독을 진행하게 되면 서서히 염증이 줄어들기 시작합니다. 이후 1주일~2주일 정도 후에 지연봉합을 하게 되거나, 상처의 상태에 따라 아예 봉합을 하지 않고 스스로 상처에 살이 차올라서 회복하기를 기다릴 수 있습니다.

다만 염증의 정도가 심하지 않다면, 항생제 및 소염제를 복용하면서 꾸준히 소독을 하여 염증이 가라앉기를 기다릴 수 있습니다.

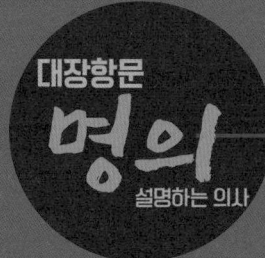

국립암센터 대장암센터 출신 5명의
대장항문외과 개원의들에게 묻는다.

IX. 하지정맥류

1. 하지정맥류

Q1. 하지정맥류는 어떤 병인가요? _312
Q2. 하지정맥류에는 어떤 증상이 있나요? _314
Q3. 하지정맥류와 비슷한 증상이 있는 다른 질병이 있나요? _316
Q4. 혈관이 울퉁불퉁 튀어나오지 않아도 정맥류일 수 있나요? _317
Q5. 하지정맥류는 왜 생기나요? _318
Q6. 하지정맥류를 진단할 때 무슨 검사를 하나요? _320
Q7. 하지정맥류 초음파는 왜 양쪽 다리 모두 하는 건가요? 혈관이 튀어나오거나 아픈 쪽만 하면 되지 않나요? _322
Q8. 하지정맥류가 있으면 꼭 수술을 꼭 해야 하나요? 다른 방법은 없나요? _323
Q9. 정맥류 치료 중에 경화치료라는 건 뭔가요? _324
Q10. 정맥류 수술 중 가장 기본적인 수술법은 무엇인가요? _326
Q11. 하지정맥류 수술 중 흉터가 남지 않고 덜 아픈 수술이 있다고 하던데 어떤 것인가요? _327
Q12. 하지정맥류 수술이 혈관을 제거하거나 막는 방법이라던데 있던 혈관을 그렇게 없애버려도 되는 건가요? 그럼 피는 어디로 흐르죠? _331
Q13. 하지정맥류 수술은 꼭 대학병원에 가서 해야 하나요? _332
Q14. 하지정맥류 수술비가 병원마다 차이가 나는 이유가 무엇인가요? _333
Q15. 하지정맥류 수술할 병원을 선택할 때 참고해야 할 사항이 있나요? _335
Q16. 하지정맥류 수술 후 스타킹 착용을 꼭 해야 하나요? 언제까지 하나요? 반드시 의료용 스타킹이어야 하나요? _336
Q17. 하지정맥류는 수술해도 재발한다던데 정말인가요? 예방하기 위한 방법은 무엇인가요? _337
Q18. 하지정맥류 치료약은 오래 복용해도 되는지요? _339
Q19. 수술 후 언제까지 병원에 다녀야 하나요? _340

국립암센터 대장암센터 출신 대장항문외과 개원의들이 자세히 알려드립니다.

IX. 하지정맥류

1. 하지정맥류

Q1. 하지정맥류는 어떤 병인가요?

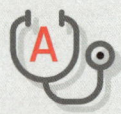
하지정맥류는 정맥 안쪽의 판막이라는 구조물이 망가지면서 정맥 혈류가 정상 혈류의 반대방향인 아래쪽으로 흐르는 질병입니다.

• 자세히 설명해 드립니다.

하지정맥류의 일차적인 단어의 의미는 '다리 정맥의 늘어남' 정도로 해석할 수 있습니다. "하지"는 다리를 뜻하는 한자입니다. "류"는 한자로 "瘤"를 쓰는데 이는 "혹"을 의미합니다. 무언가 늘어난 상태를 나타내는 의학용어에 많이 등장합니다. 예를 들어 동맥이 늘어나면 동맥류, 직장이 늘어나면 직장류, 고환의 정맥이 늘어나면 정계 정맥류라고 합니다. 즉, 하지정맥류란 병명은 다리의 정맥이 늘어난 상태를 지칭합니다. 그러나 이것은 하지정맥류의 표면적인 의미이고 핵심적인 개념은 아닙니다.

하지정맥류의 핵심은 '판막 기능 부전'으로 인한 폐쇄 시간 지연입니다. 말이 너무 어렵나요? 판막이란 정맥에 존재하는 구조물로서 혈류를 정상 방향으로 흐르게 해 주는 밸브와 같은 역할을 합니다. 정상 방향으로 흐르는 혈류는 통과시키고 반대 방향 혈류는 막아 줍니다. 이 판막이 고장 나면 정맥의 혈류는 방향성을 잃고 양방향으로 흐를 수 있는 상태가 되는데 위로 올라가는 방향이 정상이지만 직립 보행을 하는 인간의 특성상 다리의 정맥은 수직으로 서 있는 모양이므로 판막이 망가지면 중력에 의해 아래 방향의 반대 방향 혈류가 생기게 되고 이게 바로 하지정맥류의 핵심입니다.

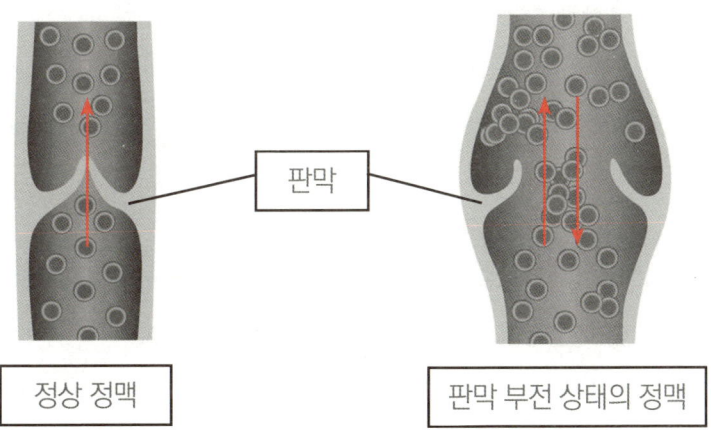

Q2. 하지정맥류에는 어떤 증상이 있나요?

> **A** 다리 혈관의 확장(울퉁불퉁 튀어나오는 혈관), 다리의 부종, 무거움, 피곤함, 저림, 수면 중 다리 근육 경련, 피부 가려움 및 염증 등이 있습니다. 염증의 경우 계속 방치할 경우 피부 궤양으로 발전하기도 합니다.

• 자세히 설명해 드립니다.

하지정맥류가 있으면 역류하는 혈류에 의해서 정맥 안쪽의 압력이 높아집니다. 일방통행인 차로를 생각해 보겠습니다. 한쪽 방향으로만 갈 수 있게 설계된 좁은 도로에 갑자기 양방 통행이 허용된다면 이 도로는 무척 비좁고 붐비게 됩니다. 정맥류가 생긴 하지의 정맥이 바로 이런 상황입니다. 즉, 혈관 안쪽의 압력이 높아지고 혈액의 혈장 성분, 쉽게 말해 혈액 안의 물 성분이 혈관 내의 압력을 못 이기고 혈관 밖으로 나와 부종을 이뤄 다리가 붓고 무겁게 됩니다.

그 이외에 혈관 속의 특정 신호 전달 물질이 비정상적으로 많이 나와서 저림 및 통증까지 유발할 수 있습니다. 결론적으로 다리 부종 및 무거움, 저림 증상이 빈번하게 나옵니다. 그리고 역류가 있으면 결론적으로 다리의 전체적인 혈액 순환이 느려지고 신선한 산소 공급이 원활하지 않게 되어 다리 경련 및 피부 착색 및 궤양, 간지러움 등의 피부염 증상이 생기게 됩니다.

이같이 정맥류는 비교적 원인과 결과가 분명한 질환으로서 병태 생리만 제대로 파악한다면 그에 따른 증상은 굳이 외우지 않아도 될 만큼 자연스럽게 이해가 되는 질환입니다.

  그렇다면 앞에서 언급한 증상이 있으면 모두 하지정맥류일까요? 그렇지 않습니다. 추간판 탈출증(흔히들 '디스크'라고 부르는 질병)이 있다면 허리에서 다리로 내려오는 신경이 눌려 다리 저림, 통증, 감각이상 등이 나올 수 있고 이는 정맥류를 진단할 때 반드시 감별해야 할 중요한 포인트입니다.

  정맥류의 경우 주로 아침보다는 저녁에 심해지는 특징이 있고 편측 다리가 더 심한 경우가 많습니다.

  실제 진료실에서 환자들을 만나보면 정맥류와 추간판 탈출증을 동시에 가지고 있는 환자도 많습니다. 그리고 다리는 관절 관련 질환도 있죠. 고관절(골반), 슬관절(무릎), 발목관절 자체에서 오는 부종 및 통증을 감별해야 합니다.

Q3. 하지정맥류와 비슷한 증상이 있는 다른 질병이 있나요?

A 추간판 탈출증(흔히 디스크라고 부릅니다)에서 나타나는 다리 저림의 증상과, 림프 부종 및 신장 기능 이상에서 볼 수 있는 하지 부종 그리고 전해질 불균형이 있을 때 나오는 경련 등이 하지정맥류의 증상과 비슷하여 감별이 필요합니다.

• 자세히 설명해 드립니다.

하지정맥류의 대표적인 증상은 다리 저림, 부종, 하지 근육의 경련 및 쥐내림, 다리의 무거운 느낌입니다. 추간판 탈출증이 있다면 허리에서 다리로 내려오는 신경이 척추에서 눌려 다리 저림, 통증, 감각 이상 등이 나타날 수 있습니다. 감별이 필요하다면 정형외과 및 신경외과의 진료를 통해 확인을 해야 합니다.

하지의 수술 이후 혹은 비만으로 인한 림프 부종 및 신장 기능 저하 때문에 생기는 하지 부종을 하지정맥류의 부종으로 혼동할 수도 있습니다. 특징적으로 하지정맥류의 부종은 아침에 일어나면 증상이 좋아졌다가 일어나 활동하면서 점점 심해지는 양상이나 타 질병으로 인한 부종은 아침부터 일관되게 부어 있는 경우가 많습니다.

혈액 속 마그네슘 등의 전해질이 균형을 이루지 못하면 우리 몸 어느 곳에서든 근육경련이 나타날 수 있는데 하지 근육의 경련은 정맥류의 증상과 비슷하므로 감별이 필요합니다.

그 외에 하지에는 고관절(골반), 슬관절(무릎), 발목 관절 자체에서 기인하는 부종 및 통증도 다수 나타납니다.

Q4. 혈관이 울퉁불퉁 튀어나오지 않아도 정맥류일 수 있나요?

> **A** 정맥류일 수 있습니다. 오히려 눈에 보이지 않는 깊고 굵은 정맥에 생기는 정맥류가 더 중요하기 때문에 반드시 초음파 검사로 확인이 필요합니다.

• 자세히 설명해 드립니다.

'하지정맥류'하면 떠오르는 이미지는 누가 뭐래도 울퉁불퉁 튀어나온 혈관입니다.

그래서 반바지나 치마를 입은 사람들의 다리에 튀어나온 혈관들이 보이면 주위 사람들이 "정맥류 같으니 병원에 가봐라."라고 합니다. 하지만 튀어나온 혈관이 진단에 필수 요소는 아닙니다. 겉으로는 튀어나온 혈관이 없고 매끈한데 초음파로 확인하면 깊고 굵은 혈관(복재 정맥)의 정맥류가 발견되는 경우도 많습니다.

실제로는 복재 정맥의 정맥류 여부가 병의 중증도 및 치료 방법 결정에 훨씬 중요하므로 정맥류 관련 증상이 조금이라도 있거나 가족력이 있다면 매끈한 다리라 할지라도 초음파 검사를 받아 보는 것이 필요합니다.

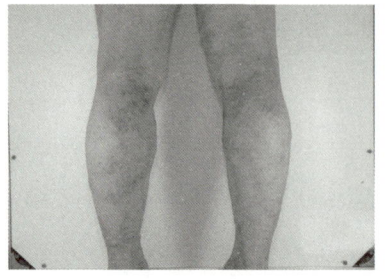

1. 다리 표면에 울퉁불퉁한 혈관이 보이는 경우, 초음파 검사상 복재정맥 정맥류가 있어 수술을 시행함.

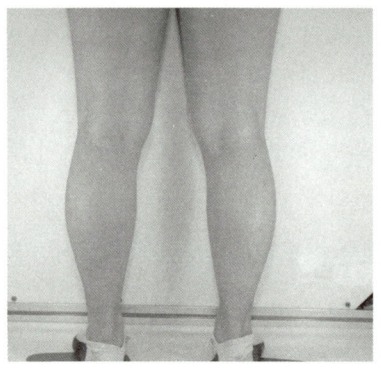

2. 다리 표면이 매끈하고 혈관이 보이지 않는 경우, 초음파 검사상 복재정맥 정맥류가 있어 수술을 시행함.

Q5. 하지정맥류는 왜 생기나요?

A 선천적으로 유전의 영향을 많이 받는다고 알려져 있고 후천적으로는 오래 서 있는 자세, 임신, 비만, 여성 호르몬제 등이 가장 흔한 원인입니다.

자세히 설명해 드립니다.

　판막이 망가지는 가장 흔한 원인은 오래 서 있는 자세입니다. 동맥은 심장 펌프의 힘을 직접적으로 받아 역류가 될 확률이 거의 없지만 정맥은 그렇지 않습니다. 정맥압 자체는 그리 높지 않지만 정맥내막의 판막, 그리고 정맥을 둘러싸고 있는 근육의 도움으로 정상적인 혈류를 유지합니다. 그런데 다리의 정맥혈류는 중력을 이기고 위쪽으로 올라가는 방향으로 흘러야 하기 때문에 태생적으로 혈액의 원활한 흐름에 어려움이 많습니다.

　앞서 말했듯이 다리 근육이 움직일 때마다 일종의 펌프 역할을 해 주어 다리 정맥의 상행 혈류를 도와주고 판막은 역류를 막아 줍니다. 그런데 움직이지 않고 오래 서 있는 자세에서는 이러한 근육의 도움을 받지 못하게 되고 대신 판막이 많은 부하를 받게 되어 결국에는 망가지게 됩니다. 이런 상태를 판막 부전이라고 부릅니다.

　유전적인 영향으로 판막이 선천적으로 약할 경우는 20~30대 같이 비교적 젊은 나이부터 심한 정맥류가 생길 가능성이 올라갑니다. 정맥류 가족력이 있다면 정맥류 증상이 없어도 초음파 검사를 받아야 합니다.

　또한 습관적으로 다리를 꼬아 앉는 자세나 임신, 비만 같은 물리적으로 정맥의 상행 혈류를 방해하는 조건이 있을 때 정맥류는 잘 생길 수 있습니다.

　그 밖에 여성 호르몬제 같은 약물도 위험요인으로 간주되고 있습니다.

Q6. 하지정맥류를 진단할 때 무슨 검사를 하나요?

A 기본적인 문진, 시진, 촉진 등이 이뤄지고 하지정맥류가 의심이 되는 상황이라면 정맥류 초음파를 시행합니다. 과거에는 정맥 조영술이나 혈관 조영 CT 같은 검사도 시행되었지만 최근에는 정맥 초음파가 하지정맥류를 진단할 수 있는 가장 효과적인 방법으로 정립되고 있습니다.

• 자세히 설명해 드립니다.

초음파 검사를 통해 정맥의 위치, 주행 경로, 직경, 혈전 유무 등의 기본적인 정보를 쉽게 얻을 수 있습니다. 그리고 초음파 기계의 발전으로 정맥류에서 가장 중요한 개념인 역류 유무뿐 아니라 역류의 속도 및 지속 시간까지 모두 한번에 알 수 있습니다.

이런 유용한 정보를 주는 검사가 방사선 피폭과 같은 해가 전혀 없고 검사 절차도 비교적 간단하기까지 하므로 정맥류 검사의 핵심이 될 수 있었습니다.

제일 중요한 개념은 역류의 지속 시간입니다. 0.5초 이상의 지속 시간을 갖는 역류가 있다면 그 정맥은 비가역적인(자연적으로 회복이 불가능한) 판막 부전이 있다고 볼 수 있고 대상 혈관이 복재정맥인 경우 수술을 권유하고 거미정맥이나 망상 정맥인 경우 경화치료 같은 시술이 필요합니다.

역류가 있어도 지속 시간이 0.5초 이하인 경우는 경구 약물, 운동, 압박스타킹 같은 보존치료가 먼저 권유됩니다.

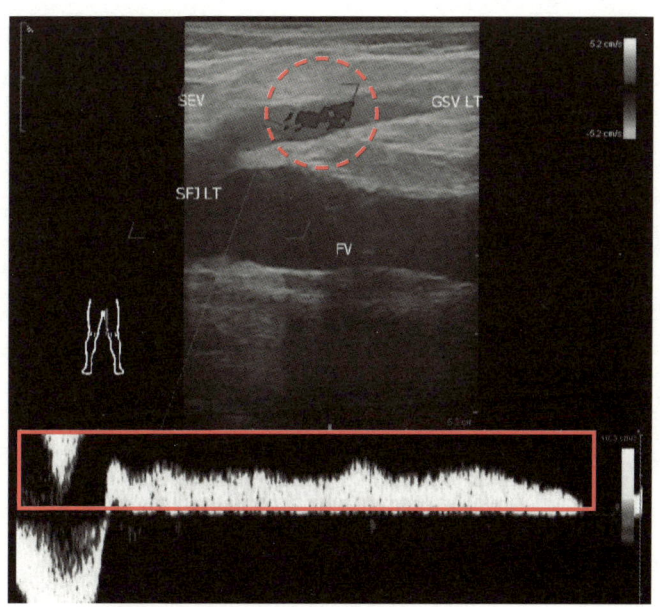

왼쪽 대복재 정맥의 초음파 사진. 왼쪽 대복재 정맥 근위(위쪽)의 역류가 3초이상 지속되는 걸 볼수 있다. 원형 점선 안쪽에서 역류되는 혈류가 보이고 아래쪽 그래프의 박스안 밝은 마크가 역류를 나타낸다. 밝은 마크의 가로축의 길이가 역류의 지속시간이다.

Q7. 하지정맥류 초음파는 왜 양쪽 다리 모두 하는 건가요? 혈관이 튀어나오거나 아픈 쪽만 하면 되지 않나요?

> **A** 혈관이 튀어나오거나 증상이 나타나지 않는 쪽 다리에도 정맥류가 발견되는 경우가 있습니다. 선천적, 후천적 가릴 것 없이 위험 인자가 있다면 양쪽 다리 모두 똑같이 노출되기 때문입니다.

• 자세히 설명해 드립니다.

가장 중요한 원인은 유전 및 오래 서 있는 자세입니다. 즉, 양쪽 다리는 항상 같은 정도의 위험요인에 노출되기 때문에 양쪽 다리 모두 같은 정도의 위험성이 있는 셈입니다.

정맥류는 울퉁불퉁 보기 싫은 혈관이 없어도, 심지어 증상이 전혀 없어도 역류가 있는 경우가 있으므로 양쪽 다리를 동시에 검사하는 것이 더 적절합니다.

여성의 경우 하지정맥류 증상이 없는 사람의 1/7 정도가 이미 정맥류 환자라는 연구도 있습니다. 하지만 이것은 의사마다 의견 차이가 조금 있을 수 있습니다.

실제로 환자가 불편해하는 다리 한쪽만 검사하는 병원도 있으니 참고하시길 바랍니다.

Q8. 하지정맥류가 있으면 꼭 수술을 꼭 해야 하나요? 다른 방법은 없나요?

> **A** 하지정맥류는 그 정도에 따라 치료법이 다양합니다. 앞에서 설명한 역류 지속 시간이 0.5초를 넘지 않는다면 간단한 걷기 운동, 약물 치료, 압박 스타킹 등 보존적 치료만으로 해결되는 경우도 많아 꼭 수술이 필요한 것은 아닙니다. 하지만 수술이 필요한 상태라면 수술을 하는 것이 가장 확실한 치료법이고 이때 비수술 치료를 시행하는 것은 적절한 수술 시기를 놓치게 되어 오히려 수술을 더 어렵게 만들 수 있습니다.

• **자세히 설명해 드립니다.**

정맥류의 치료는 크게 세 가지로 나눌 수 있습니다.

운동이나 약물치료 같은 보존적 치료, 경화치료라는 주사 시술, 그리고 수술치료입니다.

정맥류 초음파에서 역류의 정도가 약할 때(역류 지속 시간 0.5초 이하)는 보존적 치료를 먼저 시행합니다. 약물치료, 압박 스타킹 및 걷기 운동 등이 있습니다.

약물 치료는 정맥류 초기에서 빠른 증상 개선 및 악화 속도를 늦춰 주는 효과가 있습니다. 압박스타킹의 경우 스키니 진이나 레깅스 같은 딱 붙는 옷을 입으면 되는 거 아니냐고 물어보시는 분이 많은데, 그렇지 않습니다. 오히려 정맥류가 더 심해질 수도 있습니다.

2019년부터는 정맥류 환자인 경우 정상적인 병원 진료를 통해 압박스타킹을 처방받으면 국민 건강 보험적용이 되어 매우 저렴한 비용 (2~3만 원 내외)으로 압박스타킹을 구매할 수 있으니 반드시 정식 의료용 압박스타킹을 착용하길 권유합니다.

걷기 운동도 꽤 효과적인 보존적 치료입니다. 한 번에 1시간 정도, 일주일에 5일 이상 하는 것이 가장 효과적입니다. 15분 빠른 걸음을 걷고 5분 쉬는 것을 한 싸이클로 해서 3싸이클 하면 됩니다. 5분 쉴 때는 가급적 다리를 편평하게 올리는 게 좋습니다.

Q9. 정맥류 치료 중에 경화치료라는 건 뭔가요?

A 정맥류 초음파에서 복재정맥은 정상이지만 거미 정맥류나 망상정맥류 같은 비교적 작은 하지정맥류가 있을 때 시행할 수 있는 시술입니다. 경화제를 작은 주사기를 통해 직접 해당 혈관에 주입하여 혈전을 유도하고 결국 정맥류를 소멸시키는 원리입니다.

• 자세히 설명해 드립니다.

정맥류는 정맥류가 있는 혈관의 크기에 따라 치료법이 다르다고 보시면 됩니다.

복재정맥에 역류가 0.5초 이상의 지속 시간을 보인다면 수술을 시행하고, 비교적 작은 사이즈인 거미 정맥이나 망상 정맥에 역류가 0.5초 이상 있다면 경화치료를 합니다.

두 치료가 모두 필요한 상황이라면 수술을 먼저 하고 1~2달 뒤 경화치료를 합니다.

경화치료는 조그만 주사기를 이용하여 경화제(Sodium Tetradecyl Sulphate, STS)를 정맥류 혈관에 직접 주입하는 시술입니다. 혈관 내막과 경화제가 만나면 화학 반응을 일으켜 작은 혈전이 생겨 혈관이 막히고 결국에는 정맥류가 소멸하게 됩니다.

경화치료가 끝난 뒤에는 경화제가 심부정맥으로 흘러 들어가서 부작용을 일으키는 것을 방지하기 위해 주사 부위를 압박해야 하고 시술이 끝난 뒤 30분 정도 걷기 운동을 해서 경화제를 분산시키는 것이 필요합니다.

경화치료 시 사용되는 경화제는 한 번에 사용할 수 있는 양이 제한적이므로 치료해야 할 정맥류가 많다면 2주 간격으로 여러 번 시도합니다.

Q10. 정맥류 수술 중 가장 기본적인 수술법은 무엇인가요?

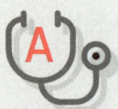 정맥류의 가장 전통적 수술법으로 발거술 및 국소 정맥 절제술이 있습니다.

• **자세히 설명해 드립니다.**

제일 기본이 되는 수술적 치료는 국소 정맥 제거술입니다.

단어 그대로 국소적으로 울퉁불퉁 튀어나온 정맥을 제거한다고 이해하시면 됩니다. 단독으로 시행되기도 하지만 주로 다른 수술을 하면서 동시에 추가적으로 시행되는 경우도 많습니다.

발거술이라는 수술은 복재정맥의 수술적 치료법입니다.

기원전 로마 시대부터 기록이 있을 만큼 아주 오래전부터 시행되고 있는 정맥류 수술의 기본적인 방법으로 정맥류가 걸린 복재정맥을 뽑아내듯 제거하는 수술입니다.

발거술의 가장 큰 장점은 오래된 술식인 만큼 관련 데이터의 규모가 크고 정확하여 수술 후 진행 양상 및 결과에 대해 비교적 예측이 가능하다는 것입니다. 또한 국민 건강보험적용을 받기 때문에 환자들이 다른 수술식에 비해 낮은 경제적 부담으로 수술할 수 있습니다.

발거술을 하면서 앞에서 언급한 국소 정맥 제거술을 같이 하는 경우가 많습니다. 하지만 발거술은 혈관을 직접 노출시켜서 수술하는 방법이므로 수술 상처가 생길 수밖에 없고 수술 중 출혈이 문제가 되는 경우도 있습니다. (요즘 아스피린이나 와파린 같은 항응고제를 드시는 분들이 많아서 더욱 주의가 필요합니다) 그리고 논문마다 약간 상이하지만 재발률이 10% 내외로 약간 높은 편입니다.

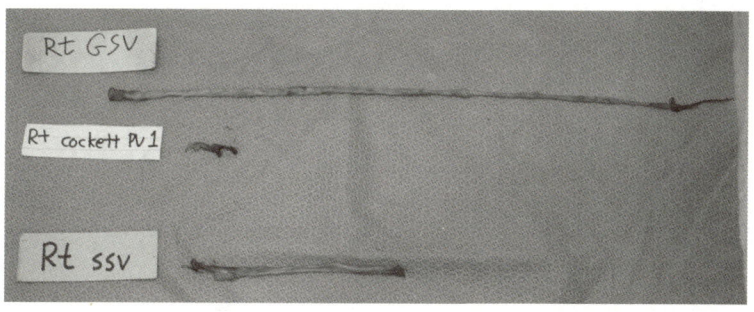

발거술 이후 제거된 복재정맥 및 관통정맥.

Q11. 하지정맥류 수술 중 흉터가 남지 않고 덜 아픈 수술이 있다고 하던데 어떤 것인가요?

A 최근에는 레이저, 고주파, 베나실, 클라리베인 등의 무절개 수술이 개발되어 활발히 시행되고 있습니다. 이런 종류의 수술들은 발거술에 비해 환자들의 통증이 적고 일상생활로 복귀가 빨라 만족도가 높고 완치율도 더 좋다고 보고되고 있습니다.

• 자세히 설명해 드립니다.

무절개 수술은 레이저, 고주파, 베나실, 클라리 베인 같은 수술을 말합니다.

먼저 레이저, 고주파 수술은 복재정맥 안으로 접근하여 정맥 내막을 열로 소작하는 원리입니다. 그 열원의 종류에 따라 수술 명칭이 달라지게 되는데 레이저는 빛에너지에서 나오는 열로 보통 1,000℃가 넘는 고열을 사용합니다.

반면 고주파는 철심의 떨림으로 120℃의 열이 발생합니다. 무절개 수술 도입 초기에는 높은 열이 혈관을 더 확실하게 소작해줄 것이라 생각하고 레이저 수술을 더 선호하였지만 기대와는 다르게 너무 높은 열이 혈관 주위에 염증을 일으키고 신경 손상의 가능성도 높아지며 재발률도 더 높다는 보고가 많아져 요즘은 고주파가 좀 더 선호되는 양상입니다. 하지만 레이저 수술의 단점이 계속 보완되어 두 방법 간 큰 차이가 없다는 의견도 많습니다.

2015년에는 베나실이라는 수술법이 미국에서 도입되었습니다.

이 수술법은 역류가 있는 복재정맥에 베나실이라는 약물을 주입하여 혈관을 막는 방법입니다. 베나실은 엔부틸 사이아노아크릴레이트(N-butyl cyanoacrylate)이라는 물질의 상품명으로 쉽게 말하면 의료용 생체 접착제인데 이게 혈관 속으로 들어가서 혈관 내막과 화학작용을 하여 혈관을 영구적으로 폐쇄하는 것입니다.

이 방법은 수술 중에 절개나 열을 사용하지 않으므로 통증에 대해 비교적 자유롭고 척추마취 같은 침습적인 마취가 필요 없다는 것이 아주 큰 장점입니다. (척추마취가 위험한 마취는 아니지만 환자들이 선뜻 받아들이기는 쉽지 않습니다.) 열 에너지를 쓰지 않으므로 혈관 주위의 신경 손상도 거의 없다고 볼수 있습니다. 약물을 주입하는 수술이므로 그 약물에 과민 반응이 있을 수 있고 간혹 전신적인 알러지 반응도 드물게 일어나지만 대부분 약물치료로 해결되는 정도입니다.

환자들도 점점 이 베나실 수술을 먼저 찾고 있는 현실입니다. 물론 최신 수술인 만큼 다른 수술에 비해 비용이 비싸다는 단점이 있습니다.

클라리베인은 경화치료에 쓰이는 경화제를 복재정맥에 사용하기 위해 특수 고안된 기구를 이용하는 수술입니다. 복재정맥 안으로 회전하는 작은 철심을 삽입하여 내막에 상처를 내면서 동시에 경화제를 주입하는 원리인데, 이렇게 함으로써 그냥 경화제를 쓰는 것보다 더 효과적인 혈전 생성을 유도할 수 있습니다.

이미 익숙하게 쓰고 있던 경화제를 복재정맥에 적용하는 방법이므로 안정성 면에서 더 우수할 것으로 기대되고 있습니다.

하지만 이 방법 역시 신기술로써 비용은 베나실과 같이 비싼 편이고 회전하는 철심이 정맥 내에서 꼬이게 되면 수술이 실패할 수 있는 위험이 있습니다.

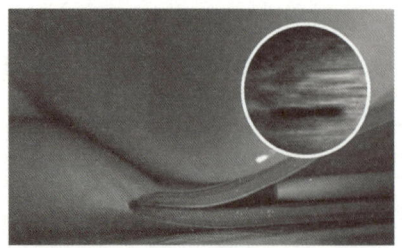

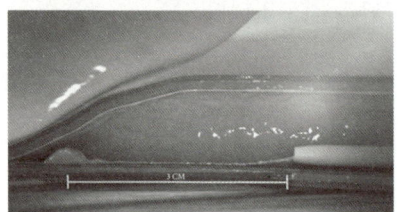

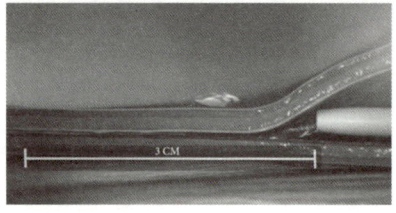

베나실 치료 이미지: 혈관 내막으로 접근하여 의료용 접합물질을 투여 후 압박하여 혈관을 폐쇄시킨다.

Q12. 하지정맥류 수술이 혈관을 제거하거나 막는 방법이라던데 있던 혈관을 그렇게 없애 버려도 되는 건가요? 그럼 피는 어디로 흐르죠?

> **A** 수술이 필요한 혈관은 판막 부전으로 인해 정상적인 혈액 순환이 이뤄지지 않고 오히려 방해가 되는 혈관이므로 제거하거나 막는 것이 전체적인 혈액 순환에 도움이 됩니다.

• 자세히 설명해 드립니다.

환자가 병원에서 수술을 권유 받았다면 복재정맥에 0.5초 이상의 역류가 있다는 뜻입니다.

혈액을 올려야 되는 혈관이 오히려 아래로 역류하는 통로로 이용되고 있으므로 이 혈관은 혈액 순환의 방해꾼입니다. 환자의 다리는 현재 역류가 없는 정상적인 혈관들이 방해꾼(정맥류 혈관)의 방해를 이겨가면서 힘겹게 정맥 혈류를 유지하고 있는 상태입니다.

그리고 복재정맥보다 더 깊은 위치에 심부정맥이란 혈관이 있습니다. 이 심부정맥이 사실상 다리의 가장 많은 정맥 혈류를 담당하고 있습니다. 그러므로 역류를 보이는 복재정맥을 제거하거나 막는다고 걱정할 필요는 전혀 없습니다.

방해꾼 역할인 정맥류 혈관을 제거하거나 막아 버리면 심부정맥을 포함한 정상적인 정맥이 방해 없이 더 원활한 정맥 혈액 순환을 할 수 있습니다.

Q13. 하지정맥류 수술은 꼭 대학병원에 가서 해야 하나요?

A. 그렇지 않습니다. 현재 우리나라에서 시행되는 대부분의 하지정맥류 수술은 대학병원이 아닌 하지정맥류 전문 의원에서 시행되고 있습니다. 단, 소규모 의원에서 다루기 힘든 환자(초고령, 중증 질환이 동반된 경우, 심부정맥의 이상 등)는 당연히 대학병원급의 상급 기관에 의뢰하여 타 과 협진을 통한 치료가 이뤄집니다.

• 자세히 설명해 드립니다.

우리나라는 경증 질환의 경우 소규모 의원에서 치료하도록 유도하고 있는데 이것은 중증 질환 환자가 상급 기관에서 치료가 필요할 때 다수의 경증 환자로 인해 신속한 치료가 늦어지는 것을 방지하고자 함입니다.

그래서 같은 감기 치료를 해도 작은 의원보다 대학병원에서 진료를 보면 자기 부담금(환자가 내는 액수)이 두 배 정도 차이가 납니다. 그리고 상급병원의 중증도율(전체 환자 중에 중증 환자 비율)을 따져서 정부 지원금을 차등 지급합니다.

하지정맥류의 경우 경증 질환에 속합니다.

생명을 좌지우지하는 암과 같은 중대 질환이 아닌 일상생활을 불편하게 하는 하지 증상의 개선에 목적이 있기 때문입니다. 그러므로 당연히 의원급 병원의 진료비가 더 저렴하고 더 많은 환자를 치료합니다.

현재도 우리나라 하지정맥류 수술의 대부분은 하지정맥류 전문 의원에서 이뤄지고 있습니다.

수술을 해야 하는 특성상 수술실과 입원실 등을 갖춰야 하고 오랜 기간 수련을 거친 외과 전문의가 있어야 하기 때문에 정맥류 전문 의원은 일정 정도 규모가 갖춰진 경우가 많습니다. 그리고 한 가지 질병에 대해서 특화되어 있으므로 진단 및 치료에 신속하고 정확한 의사결정이 가능합니다. 또 담당 의사뿐 아니라 병원 직원 전체의 질병에 대한 이해도가 깊습니다.

의료비가 더 낮은 것도 당연합니다. 그렇다면 상급병원에서 정맥류 치료는 필요 없을까요? 아닙니다. 소규모 의원에서 다루기 힘든 환자(초고령, 중증 질환이 동반된 경우, 심부정맥의 이상 등)는 당연히 상급병원에 의뢰하여 타 과 협진을 통한 치료가 이뤄지는 것이 좋습니다.

Q14. 하지정맥류 수술비가 병원마다 차이가 나는 이유가 무엇인가요?

> **A** 하지정맥류의 진단 및 치료 과정에 국민 건강보험 비급여 항목이 많기 때문입니다. 비급여 항목은 병원이 임의로 비용을 책정하므로 병원마다 차이가 있을 수 있습니다.

• **자세히 설명해 드립니다.**

우리나라는 국민건강보험이라는 세계 최고 수준의 의료 보험이 있습니다.

모든 국민이 의무적으로 이 보험에 가입해야 하고, 모든 병원은 이 보험이 정하는 지침에 따라 진료해야 하며 진료비도 보험공단이 결정합니다. 병원은 진료 후 발생하는 진료비를 환자가 아닌 보험공단에 청구합니다. 물론 일정 부분의 환자 본인 부담금이 있긴 하지만 진료비의 대부분은 보험공단에서 환자를 거치지 않고 병원에 직접 지불합니다.

국민건강보험에서 지정하지 않는 치료 시에는 환자가 거의 모든 비용을 지불해야 하고 병원비도 병원 임의로 책정하게 됩니다.

정맥류 분야는 최근 10여 년 동안 급속한 발전을 이루면서 신기술이 연달아 개발되는 과정으로, 비급여 항목이 많을 수밖에 없는 환경입니다. 발거술을 제외한 레이저, 고주파, 베나실, 클라리베인 모두 최근에 개발된 비보험 치료입니다. 그러므로 병원마다 조금씩 진료비의 차이가 있는 것입니다.

다행히 요즘은 환자들이 개인적으로 의료 실비 보험을 많이 가입하여 신 의료 기술이 큰 부담 없이 시행되고 있습니다.

Q15. 하지정맥류 수술할 병원을 선택할 때 참고해야 할 사항이 있나요?

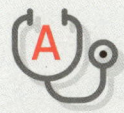 진료를 보는 의사가 외과 전문의인지, 그 병원이 하지정맥류를 주 진료 과목으로 삼고 있는지를 참고하시면 좋습니다.

• 자세히 설명해 드립니다.

하지정맥류의 진단과 치료는 간단하지 않습니다. 오랜 수련 기간과 많은 경험이 필수적입니다. 진단 시에는 초음파를 자유자재로 다룰 줄 알아야 하고 수술 시에는 혈관 수술에 관련된 술기를 마스터해야 합니다. 수술 후에 나오는 여러 합병증에 대한 경험도 필요합니다.

일단 기본적으로 외과 전문의가 필수적입니다. 외과 전문의를 취득하려면 수년 동안의 전공의 수련을 마쳐야 하는데 이 기간 동안 외과의 전반적인 질병을 공부하게 되고 하지정맥류도 당연히 그 영역에 포함이 됩니다. 술기 또한 그 수련기간 동안 익히게 되죠. 즉, 외과 전문의라면 기본적으로 하지정맥류에 대한 진단과 치료를 할 수 있는 능력이 있다고 믿으면 됩니다.

우리나라에서는 일반 외과 전문의와 흉부 외과 전문의가 주로 하지정맥류를 치료하고 있습니다. 외과 의사가 아닌 타 전문의가 정맥류를 진료할 수는 있겠지만 진료의 깊이가 다를 수밖에 없습니다.

추가적으로, 방문하고자 하는 병원이 정맥류를 주 진료 과목으로 삼고 있는지 따져 보고 방문하시면 도움이 됩니다.

Q16. 하지정맥류 수술 후 스타킹 착용을 꼭 해야 하나요? 언제까지 하나요? 반드시 의료용 스타킹이어야 하나요?

> **A** 수술 방법에 따라 스타킹 착용 여부 및 기간이 다릅니다. 발거술은 수술 후 2~3주 정도의 착용 기간이 권장되고 있고 레이저나 고주파와 같은 열 소작술은 1~2주, 베나실 및 클라리베인은 스타킹 착용을 하지 않는 경우가 많습니다. 그리고 레깅스나 스키니진과 같은 다리에 딱 달라붙는 의복은 하지정맥류에 도움이 되지 않습니다. 의료용 압박 스타킹을 신어야 합니다.

• 자세히 설명해 드립니다.

발거술의 경우 수술 후 압박스타킹의 착용이 필수적입니다.

착용 기간은 병원마다 조금 다르지만 1~2주 정도 착용하는 것이 일반적입니다. 레이저나 고주파 같은 열을 이용하는 수술은 수술 후 1주의 착용 기간이 필요합니다.

의료용 접합제를 사용하는 베나실 및 클라리 베인은 수술 후 스타킹을 착용하지 않아도 된다고 알려져 있습니다. (수술 후 상태에 따라 스타킹 착용이 필요한 경우도 있습니다.)

진료실에서 환자들이 실제로 압박스타킹 대신 스키니진이나 레깅스 같은 딱 붙는 옷을 입으면 되는 거 아니냐고 물어보시는 분이 많습니다. 그렇지 않습니다. 오히려 하지정맥류가 더 심해질 수도 있습니다.

스타킹의 압박 강도는 모든 혈관을 짓눌러 버릴 정도로 강하면 당연히 다리에 해가 될 것이고 너무 헐거우면 정맥을 펌핑해 주는 힘이 부족하게 됩니다. 그 중간 정도의 힘으로 압박을 해 줘야 되는데 그게 20~30 mmHg 정도 됩니다. 또 발목 쪽의 압력이 제일 높아야 하고 허벅지 쪽으로 올라오면서 압력이 조금씩 낮아져야만 합니다.

의료용 압박 스타킹의 원리는 생각보다 복잡합니다. 2019년부터는 정상적인 병원 진료를 통해 압박스타킹을 처방받으면 국민건강보험 적용이 되어 저렴한 비용(2~3만 원 내외)으로 구매할 수 있으니 반드시 정식 의료용 압박스타킹을 착용하기를 권고드립니다.

Q17. 하지정맥류는 수술해도 재발한다던데 정말인가요? 예방하기 위한 방법은 무엇인가요?

A 발거술의 경우 재발율이 평균적으로 10~15%, 레이저는 5~8%, 고주파와 베나실은 5% 이내의 재 개통률이 보고되고 있습니다. (보고 논문에 따라 약간 상이할 수 있습니다.)

• **자세히 설명해 드립니다.**

하지정맥류 영역에서 수술이 필요한 복재정맥은 한 다리에 2개씩(대복재정맥, 소복재정맥), 총 4개의 혈관이 있습니다.

정맥류 수술 후 재발이라고 부를 수 있는 상황은 앞서 언급한 4개의 혈관 중 하나를 수술한 후 그 혈관이 다시 정맥류가 생기는 경우입니다.

정맥류 수술 중 가장 고전적인 방법인 발거술을 시행한 경우 혈관이 뽑혀져 나간 자리에 다시 혈관이 생겨난 다음 그 혈관이 다시 정맥류가 걸린 경우가 대표적입니다. 만약 수술 받은 혈관이 아닌 다른 혈관에 정맥류가 발생했다면 재발이라고 할 수는 없습니다.

요즘에는 혈관을 뽑아내는 수술(발거술) 대신 혈관을 그 자리에 두고 혈관 안쪽으로 접근하여 내막을 열로 소작하는 수술(고주파, 레이저)이나 혈관을 의료용 접합 물질로 채워 혈류를 차단하는 수술(베나실)을 더 많이 하는데 이런 수술에서는 재발 대신 재개통이라는 개념을 사용합니다. '혈관을 막았는데 시간이 지나면서 완전히 막히지 않고 다시 뚫렸다.' 이런 의미입니다.

발거술의 경우 재발률이 평균적으로 10~15%, 레이저는 5~8%, 고주파와 베나실은 5% 이내의 재 개통률이 보고되고 있습니다. (보고 논문에 따라 약간 상이할 수 있습니다.)

한번의 수술로 모든 것이 해결이 되지 않습니다. 정상이던 혈관에도 언제든 하지정맥류가 생길 수 있기 때문입니다.

수술 후에도 1~2년에 한 번씩 정기적으로 점검을 받으면서 조기에 하지정맥류를 치료한다면 경화치료 같은 비수술적 치료로 효과를 볼 수 있습니다.

세월이 흐를수록 노화로 인해 다리의 정맥은 점점 약해지고 하지정맥류의 가능성은 높아집니다. 적절한 다리 운동(걷기, 조깅 등의 유산소 운동) 및 압박스타킹 착용이 하지정맥류의 위험을 낮춰 줍니다.

Q18. 하지정맥류 치료약은 오래 복용해도 되는지요?

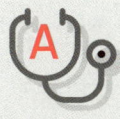 장기간 복용이 가능합니다. 하지만 정기적이고 꾸준한 다리 운동과 압박스타킹을 통해 약물치료를 대체하는 것을 더 추천합니다.

• **자세히 설명해 드립니다.**

하지정맥류에서 사용하는 약물은 부작용이 거의 없고 장기간 복용이 가능합니다. 제조사에서는 임산부도 복용이 가능하다고까지 설명합니다. 그리고 약물 치료는 하지정맥류 환자들의 증상을 가장 빠르고 간단하게 줄여 줄 수 있는 효과적인 치료법입니다.

하지만 안전한 약물이라고 하더라도 지나치게 고용량 또는 장기간 복용은 추천되지 않습니다. (임상적으로 3~4년 이상 연속 복용은 권고하지 않습니다.)

가장 이상적인 방법은 약물치료로 하지정맥류의 증상을 빠르게 없애면서 동시에 정기적인 다리의 운동 및 압박스타킹의 적극적인 사용을 하여 약물을 조금씩 줄여나가는 것입니다.

Q19. 수술 후 언제까지 병원에 다녀야 하나요?

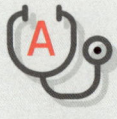 정맥류는 노화와 관련이 있으므로 수술 후 완치라는 개념이 모호합니다. 수술 후에도 지속적인 관리를 해야만 재발을 막을 수 있습니다.

• 자세히 설명해 드립니다.

정맥류의 가장 주 원인은 선천적 유전 및 오래 서 있는 자세 등의 후천적 원인이지만 노화 또한 강력한 원인입니다. 노화로 인한 판막 약화는 인간이라면 그 누구도 자유롭지 못합니다. 수술을 받았더라도 재발 여부 및 새로운 정맥류의 발생을 지속적으로 모니터할 필요가 있습니다.

정맥류가 아주 빠르게 진행하는 질병은 아니므로 1~2년에 한 번 병원을 방문하는 것만으로도 충분한 효과를 볼 수 있습니다.

저자 약력

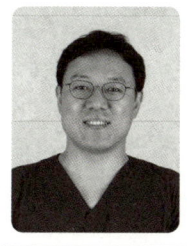

박수민(서울항앤하지외과)

자격
서울대학교병원 외과 레지던트 수료
국립 암 센터 임상강사
국립 암 센터 대장내시경 아카데미 임상강사
소중한 메디케어 소화기 센터 과장
애항하지외과 부원장
(현)서울항앤하지외과 대표원장

경력
외과 전문의
대한대장항문학회 대장내시경 세부 전문의
(현)서울대학교 병원 임상 자문의

학회 활동
대한외과학회 정회원
대한대장항문학회 평생회원
대한정맥학회 정회원
대한간담췌외과학회 정회원
대한외과의사회 학술이사
대한외과의사회 위대장내시경 연구회 이사

저자 약력

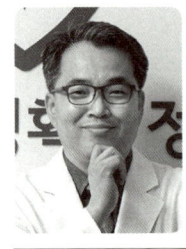

이성근 (장편한외과의원)

자격
대장내시경 세부전문의
대장항문외과 세부전문의
초음파 인증의
외과전문의

경력
국립암센터 대장암센터 전임의
부산항운병원 진료부장
한국건강관리협회 제주지부 진료부장
부산제2항운병원 의무원장

학회 임원 활동
- 대한외과학회. 외과술기연구회 외과전공의 술기교육 지도교수 (대장내시경, 위내시경, 복부초음파)
- 대한외과학회 내시경위원회 위원
- 대한대장항문학회 대장내시경 연구회 위원
- 대한외과의사회 외과위대장내시경연구회 회장
- 대한내시경복강경외과학회 내시경위원회 위원
- 대한외과의사회 편집이사

책 출간
- 대장항문? 제대로 알고 병원가자!
- 알기쉬운 치질
- 알기쉬운 대장내시경
- 개원은 개고생?
- 병의원 경영은 개고생?
- 가족들과 함께 제주살기 어때?

저자 약력

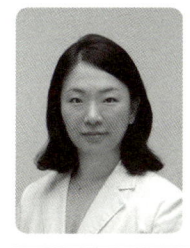

이수영 (삼성항외과)

자격 외과 전문의
대장항문외과 세부전문의 (대한외과학회 인정)
대장내시경 세부전문의 (대한대장항문학회 인정)
소화기내시경 세부전문의 (대한소화기내시경학회 인정)

경력 현) 동탄 삼성항외과 원장
현) 한림대학교 의료원 외과 외래 부교수
대장항문전문병원 성남 파티마외과 원장 역임
국립암센터 대장암센터 전임의 역임
국립암센터 대장내시경아카데미 전임의 역임
삼성 서울병원 대장암센터 전임의 역임

학회 활동 대한 외과학회 평생회원
대한 대장항문학회 평생회원
대한 소화기내시경 학회 평생회원
대한 소화기학회 평생회원, 대한 내시경 복강경 외과학회
대한 외과 초음파학회, 대한 외과 감염학회
대한 화상학회, 대한 종양외과학회, 대한 비만대사학회

저자 약력

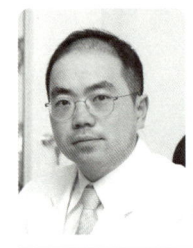

유홍열 (신일병원)

자격 및 경력
신일병원 외과 진료부 부장
국군고양병원 외과 과장
서울대학교병원 대장항문분과 전임강사
국립암센터 대장암센터 전임강사
소화기내시경학회 내시경 세부전문의
대한대장항문학회 대장내시경 세부전문의
대장항문외과 세부전문의
외과 전문의
서울대학교병원 전공의
서울대학교 의과대학 대학원

학회 활동
대한외과학회 평생회원
대한대장항문학회 평생회원
대한간담췌외과학회 평생회원
대한혈관외과학회 평생회원
대한내시경복강경학회 평생회원
대한외과초음파학회 평생회원
대한임상초음파학회 평생회원
대한정주의학회 인증의

저자 약력

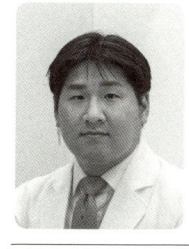

최재희(목동항외과의원)

자격 목동항외과의원 원장
　　　 대장내시경 세부전문의
　　　 전) 서울대학교병원 자문의

경력 국립암센터 대장암센터 & 대장내시경아카데미
　　　 강동서울외과의원
　　　 장편한외과의원

학회 활동 대한외과의사회 위대장내시경연구회
　　　　　 대한외과학회
　　　　　 대한대장항문학회
　　　　　 대한소화기내시경학회
　　　　　 대한화상학회

대장항문 명의
설명하는 의사

1판 1쇄 인쇄 | 2022년 6월 10일
1판 1쇄 발행 | 2022년 6월 10일

저　자 | 박수민·이성근·이수영·유홍열·최재희
펴낸이 | 페이지원 단행본팀
펴낸곳 | 페이지원
주　소 | 서울시 성동구 성수이로 18길31
전　화 | 02-462-0400
E-mail | thepinkribbon@naver.com

ISBN 979-11-952902-9-1

값 19,000원

이 책은 저작권법에 따라 의해 보호를 받는 저작물이므로
어떠한 형태로든 무단 전재와 무단 복제를 금합니다.
잘못된 책은 바꾸어 드립니다.

대장항문
명의
설명하는 의사